Franz Kainer, Christoph Scholz (Hrsg.)
Simulation in der Geburtshilfe

Franz Kainer, Christoph Scholz (Hrsg.)

Simulation in der Geburtshilfe

Stress- und Krisenmanagement im Kreißsaal

DE GRUYTER

Herausgeber
Prof. Dr. med Franz Kainer
Klinik Hallerwiese
Geburtshilfe und Pränatalmedizin
St.-Johannis-Mühlgasse 19
90419 Nürnberg
E-Mail: franz.kainer@diakonieneuendettelsau.de

Prof. Dr. med. Christoph Scholz
Universitätsklinikum Ulm
Frauenheilkunde und Geburtshilfe
Prittwitzstr. 43
89075 Ulm
E-Mail: christoph.scholz@uniklinik-ulm.de

ISBN: 978-3-11-043903-8
e-ISBN (PDF): 978-3-11-045004-0
e-ISBN (EPUB): 978-3-11-044852-8

Library of Congress Cataloging-in-Publication data
A CIP catalog record for this book has been applied for at the Library of Congress.

Bibliografische Information der Deutschen Nationalbibliothek
Die Deutsche Nationalbibliothek verzeichnet diese Publikation in der Deutschen Nationalbibliographie; detaillierte bibliografische Daten sind im Internet über http://dnb.dnb.de abrufbar.

Der Verlag hat für die Wiedergabe aller in diesem Buch enthaltenen Informationen mit den Autoren große Mühe darauf verwandt, diese Angaben genau entsprechend dem Wissensstand bei Fertigstellung des Werkes abzudrucken. Trotz sorgfältiger Manuskriptherstellung und Korrektur des Satzes können Fehler nicht ganz ausgeschlossen werden. Autoren und Verlag übernehmen infolgedessen keine Verantwortung und keine daraus folgende oder sonstige Haftung, die auf irgendeine Art aus der Benutzung der in dem Werk enthaltenen Informationen oder Teilen davon entsteht. Die Wiedergabe der Gebrauchsnamen, Handelsnamen, Warenbezeichnungen und dergleichen in diesem Buch berechtigt nicht zu der Annahme, dass solche Namen ohne weiteres von jedermann benutzt werden dürfen. Vielmehr handelt es sich häufig um gesetzlich geschützte, eingetragene Warenzeichen, auch wenn sie nicht eigens als solche gekennzeichnet sind.

© 2016 Walter de Gruyter GmbH, Berlin/Boston
Einbandabbildung: Shutterstock
Datenkonvertierung/Satz: LVD GmbH, Berlin
Druck und Bindung: CPI books GmbH, Leck)
♾ Gedruckt auf säurefreiem Papier
Printed in Germany

www.degruyter.com

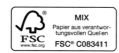

Vorwort

ALLES LEBEN IST PROBLEMLÖSEN
Sir Karl Popper

Wer sich um Sicherheit bemüht, muss vor allen Dingen auch die Unsicherheit in den Blick bekommen. Jene Grenze menschlichen Handelns, wo es brüchig und fehleranfällig wird: Dies ist zunächst einmal grundlegend die Grenze unserer individuellen Leistungsfähigkeit. Diese Grenze ist bei geburtshilflichen Notfällen sehr schnell erreicht. Das Tückische an diesen Notfällen ist, dass sie vor dem Hintergrund vieler normaler Verläufe stattfinden und dann extrem schnell in lebensbedrohliche Situationen für Mutter und Kind umschlagen können. Unter Zeitdruck bleibt für das Entwickeln eines zielgerichteten gemeinsamen Handelns als Team keinerlei Raum.

Die Qualität der Behandlung von Notfallpatienten ist kritisch von der Leistungsfähigkeit des Teams abhängig. Es versteht sich von selbst, dass die erforderlichen Therapieschritte nur dann umgesetzt werden können, wenn diese dem Team auch bekannt sind. Man ging lange Zeit davon aus, dass nur dann Probleme zu erwarten sind, wenn fachliche Unzulänglichkeiten vorhanden sind. War ein klinisch versierter Oberarzt, eine erfahrene Hebamme oder gar ein Chefarzt im Team, dann ging man davon aus, dass dann eigentlich auch keine Fehler mehr zu erwarten seien, da ja eine optimale fachliche Expertise zur Verfügung stand. Erfahrungen aus der Luftfahrt wiesen jedoch schon sehr lange darauf hin, dass es auch bei optimaler Technik und sehr erfahrenen Piloten zu gravierenden Schadensfällen aufgrund von menschlichen Fehlern kommt. Um diesen Schadensfällen vorzubeugen ist die Simulation schon seit vielen Jahren fester Bestandteil des fliegerischen Sicherheitstrainings.

In der Medizin wurde die Methode der Simulation erstmals von der Intensiv-und Notfallmedizin eingesetzt. In der Geburtshilfe hat die Simulation im deutschsprachigen Raum erst in den letzten zehn Jahren einen zunehmenden Stellenwert erhalten. Das vorliegende Buch ist als Einstiegsliteratur in die Simulation von geburtshilflichen Notfällen gedacht und bildet die Basis für das Abhalten von Simulationstrainings an der eigenen Abteilung.

Wir wünschen allen spannende Szenarien und vor allem aber ein effektives Erreichen von Lernzielen in der eigenen klinische Praxis: Für eine sichere Geburt.

Franz Kainer und Christoph Scholz　　　　　　　　Nürnberg/Ulm, 16. 04. 2016

Inhaltsverzeichnis

Vorwort —— V

Autorenverzeichnis —— IX

1   **Simulation in der Geburtshilfe —— 1**

Geburtshilfe ist Teamarbeit

2   **Crew Ressource Management in der geburtshilflichen Praxis —— 7**
2.1   Kenne Deine Arbeitsumgebung —— 9
2.2   Antizipiere und plane voraus —— 10
2.3   Fordere frühzeitig Hilfe an —— 11
2.4   Übernimm die Führungsrolle oder sei ein gutes Teammitglied —— 12
2.5   Verteile die Arbeitsbelastung —— 13
2.6   Mobilisiere Ressourcen —— 14
2.7   Kommuniziere sicher und effektiv – sag was Dich bewegt —— 15
2.8   Beachte und verwende alle vorhandenen Informationen —— 16
2.9   Verhindere und erkenne Fixierungsfehler —— 17
2.10   Habe Zweifel und überprüfe genau —— 18
2.11   Verwende Merkhilfen —— 19
2.12   Reevaluiere die Situation —— 20
2.13   Achte auf gute Teamarbeit —— 21
2.14   Lenke Deine Aufmerksamkeit bewusst —— 22
2.15   Setze Prioritäten dynamisch —— 23

Geburtshilfe braucht Sicherheit

3   **Von der Risikoschwangerschaft zur Sicherheitskultur in der Geburtshilfe —— 27**

4   **Strategien zur Bewältigung von Notfällen im Kreißsaal – Nicht-technische Fertigkeiten in der Geburtshilfe —— 31**

5   **Simulationstraining als Baustein eines Sicherheitskonzeptes für die Geburtshilfe – das Beispiel Südtirol —— 37**
5.1   Einleitung —— 37
5.2   Umsetzung des Projekts „Sichere Kreissäle" —— 38
5.3   Organisation und Qualitätssicherung —— 40

5.4	Vernetzung und Zusammenarbeit —— **42**	
5.5	Stärken des Projekts „Sichere Kreißsäle" —— **42**	
5.6	Schwächen des Projekts „Sichere Kreißsäle" —— **43**	
5.7	Ausblick und Erfolgsfaktoren —— **43**	

Sichere Geburtshilfe können wir trainieren

6   Simulation in der geburtshilflichen Versorgung —— 47
6.1   Simulation in der Neonatologie —— **47**
6.2   Simulation in der Hebammen Aus- und Weiterbildung —— **53**
6.3   Geburtshilfliche Simulation in der Anästhesie —— **57**
6.4   Geburtshilfliche Simulation im Rettungsdienst —— **63**
6.5   Geburtshilfliche Simulation in der ärztlichen Aus- und Weiterbildung der Frauenheilkunde —— **67**

7   Formen des Team-Simulationstrainings in der Geburtshilfe —— 71
7.1   Geburtshilfliche Simulation in der eigenen Abteilung —— **71**
7.2   Geburtshilfliche Simulation durch externes Trainer-Team —— **74**

Gute Geburtshilfe erwartet geduldig das Unwahrscheinliche

8   Beispielszenarien geburtshilflicher Notfälle —— 85
8.1.   Fetale Bradykardie —— **85**
8.2.   Fruchtwasserembolie/Mütterliche Reanimation —— **89**
8.3   Nabelschnurvorfall/Notsectio —— **98**
8.4   Postpartale Blutung —— **103**
8.5   Präeklampsie und Eklampsie (Hypertensive Schwangerschafts-erkrankung) —— **109**
8.6   Schulterdystokie —— **114**
8.7   Neonatale Erstversorgung —— **119**

Glossar —— **125**

Register —— **129**

Autorenverzeichnis

Dr. Karin Becke
Abteilung für Anästhesie und Intensivmedizin
Cnopf'sche Kinderklinik / Klinik Hallerwiese
St.-Johannis-Mühlgasse 19, 90419 Nürnberg
karin.becke@diakonieneuendettelsau.de

Maria Champeimont
Hebamme
Institut für Notfallmedizin und Medizinmanagement
Klinikum der Universität München
Schillerstr. 53, 80336 München
gyninn@med.uni-muenchen.de

Kerstin Danzer
Hebamme
Geburtshilfe und Pränatalmedizin
Klinik Hallerwiese
St.-Johannis-Mühlgasse 19, 90419 Nürnberg
kerstin.danzer@diakonieneudettelsau.de

Elsa Hollatz-Galuschki
Geburtshilfe und Pränatalmedizin
Klinik Hallerwiese
St.-Johannis-Mühlgasse 10, 90419 Nürnberg
elsa.hollatz-galuschki@
diakonieneuendettelsau.de

Sandra Girardi
Landesfachhochschule für Gesundheitsberufe
Claudiana
Via L. Böhlerstr. 13, 39100 Bozen/Bolzano,
Italien
sandra.girardi@claudiana.bz.it

Dr. Herbert Heidegger
Gynäkologie und Geburtshilfe
Krankenhaus Meran
Via Rossini 5, Merano BZ, Italien
herbert.heidegger@asbmeran-o.it

Dr. Stefan Hutter
Klinik und Poliklinik für Frauenheilkunde
und Geburtshilfe
Klinikum der Universität München
Maistrasse 11, 80337 München
stefan.hutter@med.uni-muenchen.de

Céline Jasper-Birzele
Hebamme
Klinikum der Universität München
Schillerstr. 53, 80336 München
gyninn@med.uni-muenchen.de

Prof. Dr. Franz Kainer
Geburtshilfe und Pränatalmedizin
Klinik Hallerwiese
St.-Johannis-Mühlgasse 19, 90419 Nürnberg
franz.kainer@diakonieneuendettelsau.de

Dr. Thomas Kieber
Anästhesiologie und operative Intensivmedizin
Kreiskliniken Esslingen
Auf dem Säer 1, 72622 Nürtingen
t.kieber@kk-es.de

Dr. Bernd Landsleitner
Anästhesie und Intensivmedizin
Klinik Hallerwiese
St.-Johannis-Mühlgasse 19, 90419 Nürnberg
bernd.landsleitner@diakonieneuendettelsau.de

Prof. Dr. Tanja Manser
Institut für Patientensicherheit
Universitätsklinikum Bonn
Sigmund-Freud-Str. 25, 53127 Bonn
tanja.manser@ukb.uni-bonn.de

Prof. Dr. Norbert Pateisky
AssekuRisk AG
Wiegelestraße 2, 1230 Wien, Österreich
norbert.pateisky@assekurisk.eu

Benedikt Sandmeyer
Institut für Notfallmedizin und Medizinmanagement
Klinikum der Universität München
Schillerstr. 53, 80336 München
benedikt.sandmeyer@med.uni-muenchen.de

Prof. Dr. Christoph Scholz
Universitätsklinikum Ulm
Frauenheilkunde und Geburtshilfe
Prittwitzstr. 43, 89075 Ulm
christoph.scholz@uniklinik-ulm.de

Prof. Dr. Michael Schroth
Neonatologie und pädiatrische Intensivmedizin
Klinik Hallerwiese
St.-Johannis-Mühlgasse 19, 90419 Nürnberg
michael.schroth@diakonieneuendettelsau.de

Dr. Christiane Schwarz
Hebamme
Feldkamp 5, 31174 Schellerten
info@christiane-schwarz.de

Dr. Jens-Christian Schwindt
SIMCharacters Training GmbH
Rosette Anday-Straße 26a/1,
3021 Pressbaum bei Wien, Österreich
jens.schwindt@simcharacters.com

Michael Storz
Rettungsmedizin
Berufsfeuerwehr München
An der Hauptfeuerwache 8, 80331 München
michael.storz@muenchen.de

Dr. Silke Reddersen
Tüpass – Tübinger Patientensicherheits- und Simulationszentrum
Universitätsklinik für Anästhesiologie und Intensivmedizin
silke.reddersen@med.uni-tuebingen.de

Dr. Bert Urban
Institut für Notfallmedizin und Medizinmanagement
Klinikum der Universität München
Schillerstr. 53, 80336 München
bert.urban@inm-online.de

Dr. Peter Widschwendter
Frauenheilkunde und Geburtshilfe
Universitätsklinikum Ulm
Prittwitzstr. 43, 89075 Ulm
peter.widschwendter@uniklinik-ulm.de

Franz Kainer, Christoph Scholz
1 Simulation in der Geburtshilfe

Simulation hat in der Geburtshilfe eine sehr lange Tradition. So wurden Geburten bereits im 9. Jahrhundert anhand von Holz- und Wachsmodellen nachgestellt. Weitere Aufzeichnungen zu geburtshilflichen Modellen stammen aus dem 16. Jahrhundert. Im 18. Jahrhundert hat William Smellie in England ein Beckenmodell aus menschlichen Knochen zur Simulation verwendet. Sir Richard Manningham beschrieb zeitgleich ein Glasmodell zur Geburtssimulation. Auch in Frankreich wurde die Geburtssimulation zur Hebammenausbildung bereits im 18. Jahrhundert eingesetzt. Madame du Coudray unterrichtete nicht nur in Paris, sondern reiste mit ihrem sehr realitätsnahen lebensgroßen Beckenmodell durch die französischen Städte, um Hebammen auszubilden [1].

Die Phantome dienten in erster Linie der Verbesserung der manuellen Geschicklichkeit, sie wurden nicht für die Darstellung von interdisziplinären Szenarien verwendet. Man ging davon aus, dass Fehler durch eine fachliche Unterqualifikation entstehen und man daher nur die operative Geschicklichkeit verbessern muss, um das Eintreten unerwünschter Ereignisse zu verhindern.

Erst mit der Publikation von „To Err is Human" im Jahr 2000 hat sich zunehmend ein offener Umgang mit Fehlern in der Medizin eingestellt [2]. Bei der Analyse der Fehler zeigte sich immer deutlicher, dass bei der Bewältigung von Notfallsituationen die Interaktion zwischen verschiedenen Akteuren einen entscheidenden Einfluss auf die Vermeidung von Fehlern hat. Es ist in der Geburtshilfe regelmäßig mit dem Auftreten von unvorhersehbaren Notfällen zu rechnen. Da im Kreißsaal routinemäßig mehrere Fachdisziplinen beteiligt sind, ist ein regelmäßiges Training von Notfallssituationen eine ausgezeichnete Maßnahme, um Schwachstellen bereits im Vorfeld aufzudecken.

Erschwerend kommt hinzu, dass einige hochdramatische Ereignisse (zum Beispiel Fruchtwasserembolie) extrem selten auftreten, sodass das betreuende Team noch auf keine eigene klinisch praktische Erfahrung aus vorangegangenen Fällen zurückgreifen kann. Umso wichtiger ist es, dass in solchen Fällen ausgearbeitete und im Training erlernte Lösungsstrategien vorhanden sind, um schnell und zielgerichtet handeln zu können.

Eine unzureichende Kommunikation und eine mangelnde Regelung in der Aufgabenverteilung zwischen Hebammen, Geburtshelfern, Neonatologen sowie Anästhesisten kann selbst bei optimalen medizinischen Möglichkeiten die Ursache für eine suboptimale Behandlung der Patienten sein. Neben den vielfach tragischen gesundheitlichen Konsequenzen für Mutter und Kind aufgrund geburtshilflicher Fehlentscheidungen ist auch für das betreuende Team ein schlechter Ausgang schwer zu bewältigen, welcher zudem oftmals forensische Konsequenzen nach sich zieht.

Die Simulation wird seit mehr als 100 Jahren in der Luftfahrtindustrie als wichtiges Aus- und Weiterbildungsinstrument eingesetzt. Flugzeugkatastrophen waren bereits 1910 für den Bau von Flugsimulatoren verantwortlich. Die Notwendigkeit, Piloten mithilfe von Simulatoren zu trainieren, wuchs immens während der beiden Weltkriege.

Zusätzlich zum Simulationstraining wurden in den frühen 1980er Jahren weitere Maßnahmen ergriffen, um die Luftfahrt sicherer zu machen. Es wurden sogenannte „*Standard operating procedures*" (Checklisten und Protokolle; SOP) mit klaren Anweisungen erarbeitet, die ein klar strukturiertes Vorgehen in Notfallsituationen vorgaben. Durch regelmäßige Trainingseinheiten mit Simulatoren kann das Flugteam die eigene Lernkurve in einer sicheren Umgebung steigern, in welcher Fehler nicht umgehend fatale Folgen haben. Diese Veränderungen führten gemeinsam mit dem technologischen Fortschritt zu einem beträchtlichen Rückgang von Flugunfällen in den folgenden Jahrzehnten [3]. Im angelsächsischen Raum ist die Simulation auch in der Geburtshilfe seit Jahren ein etablierter Bestandteil im Ausbildungskonzept von Kliniken [4, 5]. In den siebziger Jahren setzte der Wechsel vom Training am Beckenmodell zum realistischen lebensgroßen interaktiven Modell ein. Heute stehen lebensechte voll digitalisierte Simulatoren in der Geburtshilfe zur Verfügung.

Mehrere Publikationen prospektiver Untersuchungen konnten in der Zwischenzeit belegen, dass ein strukturiertes Simulationstraining zu einer Verbesserung der klinischen Ergebnisse führt. So konnte am Southmead Hospital in Bristol eine 51-prozentige Reduktion der 5-Minuten APGAR Werte < 7 und eine 75-prozentige Reduktion der Erb-Lähmung nach Schulterdystokie erreicht werden [6–8]. Das BIDMC in Boston berichtete über eine Reduktion um 23 Prozent von ungünstigen geburtshilflichen Ereignissen und eine Reduktion um 62 Prozent von Regressansprüchen [9]. Zusätzlich konnte in einer dänischen Arbeit gezeigt werden, dass Teamtrainings eine Reduktion von Krankheitstagen im Hebammenteam um mehr als 50 Prozent nach sich ziehen [10].

Zusätzlich zu den fachlichen Qualitäten wird vom Arzt eine Reihe von nicht-fachspezifischen Qualitäten (sogenannte Non-Technical Skills) gefordert [11]. Im neuen Nationalen Kompetenzbasierten Lernzielkatalog (NKLM) für Studierende der Medizin werden insgesamt sieben Rollen definiert, in denen Ärztinnen und Ärzte kompetent handeln müssen. Davon beschäftigen sich vier Rollen mit Aspekten, die in der Simulation trainiert werden: professionelles Handeln, gute Kommunikation, Arbeiten im Team sowie die richtige Übernahme bzw. Delegation von Verantwortung [12].

Tab. 1.1: Arztrollen nach den Vorgaben des Nationalen Lernzielkataloges Medizin.

Medizinischer Experte
Gelehrter
Kommunikator
Mitglied eines Teams
Gesundheitsberater & -fürsprecher
Verantwortungsträger & Manager
Professionell Handelnder

Neben der Reduzierung von fachlichen Fehlern führt die Simulation erwiesenermaßen zu einer Verbesserung der Kommunikation und der Teamarbeit, da ein guter Einblick in das Vorgehen der Nachbardisziplinen (Hebammenbetreuung, Anästhesie, Intensivmedizin, Neonatologie) ermöglicht wird. Ein besseres Verständnis für die Arbeit der anderen Disziplinen führt zu einer verbesserten Kommunikation und schafft somit optimale Bedingungen für die Bewältigung von Notsituationen, bei denen rasches Handeln und ein „blindes Verstehen" die Basis für eine erfolgreiche Therapie bilden [13]. Die Simulation ermöglicht die Übung in sicherer Umgebung. Sie bietet die Möglichkeit, Fehler zu machen, ohne Schaden anzurichten und Vorgehensweisen ohne Furcht vor negativen Konsequenzen auszuprobieren.

Kernsätze

Simulation in der Geburtshilfe erhöht die Patientensicherheit.
Simulation in der Geburtshilfe erhöht die Zufriedenheit am Arbeitsplatz.
Simulation in der Geburtshilfe reduziert gerichtliche Schadensfälle.
Simulation in der Geburtshilfe traininert Aspekte des Crew Ressource Managements (CRM).

Literatur

[1] Rattner Gelbart, R. The king's midwife: A history and mystery of Madame du Coudray. Berkeley, CA, USA, University of California Press; 1998.
[2] Kohn LT et al. To err is human: Building a safer health system. 7th ed. Washington, DC: National Acad. Press; 2000.
[3] Krummel T. Surgical simulation and virtual reality: The coming revolution. Ann Surg 1998; 228: 635–637.
[4] Panait L et al. Designing and validating a customized reality-based laparascopic skills curriculum. J Surg Educ 2008; 65: 413–417.
[5] Satava RM. Virtual reality surgical simulator. Surg Endosc 1993; 7: 203–205.
[6] Siassakos D et al. The active components of effective training in obstetric emergencies. BJOG 2009; 116: 1028–1032.
[7] Draycott T et al. Improving neonatal outcome through practical shoulder dystocia training. Obstet Gynaecol 2008; 112: 14–20.
[8] Draycott T et al. Does training in obstetric emergencies improve neonatal outcome? BJOG 2006; 113: 177–182.
[9] Pratt S et al. Impact of CRM-based training on obstetric outcomes and clinician's patient safety attitudes. Jt Comm J Qual Patient Safety 2007; 33: 720–725.
[10] Sorensen J et al. The implementation and evaluation of a mandatory multi-professional obstetric skills training program, Acta Obstetricia et Gynecologica. 2009; 88: 1107–1117.
[11] Herzig S et al. When is a doctor a good doctor? An analysis of the contents of statements by representatives of the medical profession. Dtsch. Med. Wochenschr. 2006; 131: 2883–2888.
[12] Richter-Kuhlmann E. Lernzielkatalog Medizin: Mehr als Faktenwissen. Dtsch. Ärztebl. 2015; 112 (33–34): A-1366.
[13] Rall M et al. Human performance and patient safety, in Miller's Anaesthesia. 7th edition, E.L. Miller RD, Fleisher LA, Wiener-Kronish JP, Young WL, Editor. 2009, Elsevier Churchill Livingstone: Philadelphia. p. 93–150.

Geburtshilfe ist Teamarbeit

2 Crew Ressource Management in der geburtshilflichen Praxis

Das Fachgebiet der Anästhesie spielte eine Vorreiterrolle in der Definition nicht technischer Fertigkeiten in der Medizin. Rall und Gaba haben diese Prinzipien 2009 in fünfzehn Leitsätzen unter dem Begriff Crew Ressource Management (CRM) zusammengefasst. Geburtshilfe ist stets Teamarbeit und nicht selten muss ein solches Team unterschiedliche Arten von Stress bewältigen. In Notfallsituationen müssen möglichst viele Aufgaben rasch und zielgerichtet umgesetzt werden. Um hier als Team die Situation zu beherrschen und nicht von ihr getrieben – und zu Fehlern verleitet – zu werden, geben die CRM-Leitsätze eine sehr gute Richtschnur.

Die in den Leitsätzen angesprochenen Aspekte guter Teamarbeit spielen in der täglichen geburtshilflichen Routine eine herausragende Rolle und können neben handwerklichen Fähigkeiten insbesondere in der Simulation trainiert werden. Die folgenden – aus dem Leben einer klinischen Geburtshilfe gegriffenen Fälle – sollen dies veranschaulichen.

CRM-Leitsätze

1. Kenne Deine Arbeitsumgebung (Technik und Organisation)!
2. Antizipiere und plane voraus!
3. Fordere Hilfe an – lieber früh als spät!
4. Übernimm die Führungsrolle oder sei ein gutes Teammitglied mit Beharrlichkeit!
5. Verteile die Arbeitsbelastung!
6. Mobilisiere alle verfügbaren Ressourcen!
7. Kommuniziere sicher und effektiv – sag, was dich bewegt!
8. Beachte und verwende alle vorhandenen Informationen!
9. Verhindere und erkenne Fixierungsfehler!
10. Habe Zweifel und überprüfe genau!
11. Verwende Merkhilfen und schlage nach!
12. Reevaluiere die Situation immer wieder!
13. Achte auf gute Teamarbeit, um andere zu unterstützen und sich zu koordinieren!
14. Lenke Deine Aufmerksamkeit bewusst!
15. Setze Prioritäten dynamisch!

[1] Definition nach Rall et al.

2.1 Kenne Deine Arbeitsumgebung!

Fall

Eine 32-jährige Erstgebärende am Termin im Kreißsaal 4 hat zur Dienstübergabe einen seit eineinhalb Stunden vollständig eröffneten Muttermund. Im Mutterpass weist die Hebamme bereits bei der Aufnahme darauf hin, dass ein nur mäßig gut eingestellter Gestationsdiabetes vorliegt. Der Aufnahmeultraschall der Ärtzin zeigt ein zeitgerecht entwickeltes Kind. Die Hebammenschülerin war während des gesamten Geburtsverlaufes bei der Schwangeren und sieht ein normales und gut ableitbares CTG. Die Variabilität war in den letzten 45 Minuten eingeengt, sodass die Oberärztin ein MBU-Set herrichten ließ, als es zu einer fetalen Bradykarie kommt. Trotz Gabe von zwei Milliliter Partusisten aus einer vorbereiteten und gekennzeichneten Spritze durch die Hebamme, Umlagern und Druckentlastung des Kopfes bei der vaginalen Untersuchung, persistiert die Bradykardie. Aufgrund des Höhenstandes erscheint eine vaginal operative Entbindung möglich, sodass die Indikation zur VE durch die Oberärztin gestellt wird. Eine 5-cm-Glocke wird angelegt und das Kind folgt in zwei Traktionen gut bis auf den Beckenboden nach. Bei immer noch persistierender Bradykardie entscheidet sich die Oberärztin zu einer Traktion außerhalb der Wehe. Hierbei kommt es zum Glockenabriss. Es wird auf eine im VE-Wagen bereitliegende 6-cm-Glocke gewechselt und die Hebammenschülerin wird gebeten, eine Forceps zu holen. Nach Ansetzen der 6-cm-Glocke kommt es in der folgenden Wehe zur problemlosen Geburt eines mit APGAR-Werten von 6/9/10 und pH-Wert 7,20 / BE-5 Neugeborenen.

2.2 Antizipiere und plane voraus!

Fall

Eine 42-jährige Viertgebärende am Termin stellt sich nach vorzeitigem Blasensprung im Kreißsaal vor. Es stellt sich keine spontane Wehentätigkeit ein, sodass eine Einleitung mit PG-Gel durchgeführt wird. Nach Einsetzen der Wehentätigkeit war es zu einer für eine Mehrgebärende physiologisch-schnellen Eröffnungsperiode gekommen. Bei sekundärer Wehenschwäche erhält die Patientin ab Beginn der Austreibungsperiode Oxytocin-Unterstützung. Hierunter kommt es nach 120 Minuten Muttermundvollständigkeit zur Spontangeburt eines lebensfrischen Neugeborenen. Es erfolgt eine primäre Atonie-Prophylaxe mit drei IE-Einheiten Oxytocin. Trotzdem kommt es zu einer atonen Blutung. Die Diagnose wird zunächst von der betreuenden Hebamme dem gesamten bei der Geburt anwesenden Team, bestehend aus Assistenzarzt und Hebammenschülerin, kommuniziert.

Die Hebamme bittet die Hebammenschülerin die unter das Becken gesteckten Nierenschalen zu wechseln, wenn diese voll sind und die Anzahl zu zählen. Der Assistenzarzt nimmt im Rahmen eines zweiten großvolumigen intravenösen Zugangs ein Notfalllabor inklusive Kreuzprobe ab. Er informiert nachfolgend die Oberärztin und eine zweite Hebamme sowie die Anästhesie. Der Uterustonus wird durch die Hebamme bestimmt und der Uterus dauerhaft komprimiert. Die zweite Hebamme richtet währenddessen eine Oxytocin-Dauerinfusion mit 40 IE Oxytocin und 500 Milliliter NaCl ein und appliziert diese getrennt über die beiden Zugänge. Sie übernimmt dann den Credé-Handgriff, sodass nun nach Herrichten des Küttettage Sets durch die Hebamme und des Einmalkatheterismus der Blase durch den Assistenzarzt die Geburtswege inspiziert werden können. Zwischenzeitlich wurde die Plazenta von der hinzugetretenen Oberärztin als makroskopisch vollständig an das gesamte Team gemeldet. Nach insgesamt 700 Milliliter Blutverlust und mit Eintreffen der Anästhesie sistiert die Blutung unter gleichzeitiger Kontraktion der Gebärmutter, sodass der Credé-Handgriff gelockert werden kann und die Patientin unter Oxytocin-Dauerinfusion kreislaufstabil und mit ihrem Kind auf dem Bauch unter einer warmen Decke im Kreißsaal verbleibt.

2.3 Fordere frühzeitig Hilfe an!

Fall
Der Muttermund einer 24-jährigen Erstgebärenden ist nach physiologischer Eröffnungsperiode nun seit 60 Minuten vollständig. Nach 20-minütiger Pressperiode kommt es zur Geburt des Kopfes. Die Hebamme kann den Damm nur über das kindliche Kind schieben und kommuniziert dies dem betreuenden Facharzt, der auf der linken Seite der Schwangeren steht und das mittlerweile seit zwei Minuten bradykarde CTG betrachtet. Nach Abwarten einer Wehe wirkt der Kopf immer noch wie aufgesetzt und es zeigt sich das „Turtle-Sign". Hebamme und Arzt blicken sich an und sagen fast gleichzeitig: „Das ist eine Schulterdystokie." Der Facharzt geht zur Tür und ruft eine weitere Hebamme sowie eine Hebammenschülerin aus dem Zentralbereich dazu und nennt die Diagnose. Die Hebamme schaltet in der Zwischenzeit den Oxytocin-Tropf aus, sagt dies laut und erklärt in zwei Stichpunkten der Mutter, was nun zu tun ist. Die hinzu gerufene Hebamme übernimmt zusammen mit der Hebammenschülerin das McRoberts-Manöver und leitet diese durch klare Angaben an, sodass zunächst eine Hängelage und dann eine Flexion beider Beine erreicht werden bei gleichzeitigem suprasymphysärem Druck durch den Facharzt. Während die erste Hebamme am Kopf des Kindes bleibt, informiert der Facharzt am Telefon zunächst die Kinderärzte und nachfolgend die Anästhesie nennt die Schwangerschaftswoche, die Art der Geburtskomplikation, die Nummer des Kreißsaals und bittet um ein sofortiges Erscheinen. Bei Eintreffen des Kinderarztes und seiner Pflegekraft sowie der Anästhesisten und Neonatologie-Schwester kommt es zur Geburt eines initial schlappen Neugeborenen nach insgesamt dreimal McRoberts-Manövern, suprasyphysärem Druck und mediolateraler Episiotomie, die der Arzt nach den beiden Telefonanrufen und vor dem dritten McRoberts-Manöver gelegt hatte. Bei APGAR-Werten von 4/8/10 und einem pH-Wert von 7,19, BE-7 erholt sich das Kind rasch und kann der Mutter auf den Bauch gelegt werden. In der Zwischenzeit blickt der diensthabende Assistenzarzt zur Tür herein und fragt, ob er helfen könne.

2.4 Übernimm die Führungsrolle oder sei ein gutes Teammitglied!

Fall

Eine 35-jährige Erstgebärende erhält eine sekundäre Sectio nach Geburtsstillstand in der Austreibungsperiode. Anästhesist und Pflegekraft haben eine Spinalanästhesie gelegt und die Anästhesiehöhe durch Kältetestung geprüft. Nach Abwaschen der Bauchdecken lässt sich die Operateurin das Skalpell von der OP-Schwester reichen und sagt vor Ansetzen des Messers und nachdem ein Team-Time-Out erfolgt ist: „Hautschnitt".

Nach Öffnen der Bauchdecken und Uterotomie wird das lebensfrische Kind entwickelt, abgenabelt und der bereitstehenden Hebamme übergeben. Nachdem sich die Plazenta nicht löst, erfolgen zunächst uterine Ecknähte und die Gebärmutter wird im Bauch durch die Operateurin angerieben und komprimiert. Nachdem sich die Plazenta immer noch nicht gelöst hat, folgt eine manuelle Plazentalösung. Als sie dies zusammen mit dem Stand des derzeitigen Blutverlustes der Anästhesie meldet, versucht die Anästhesiepflege hektisch, die EKG-Elektroden zu überprüfen und der Anästhesist ruft nach einem kurzen Zögern erschreckt: „Wir haben einen Herzstillstand." Die Operateurin übernimmt nun die sofortige Herzdruckmassage nach Anweisung des Anästhesisten, während die Anästhesie medikamentöse Maßnahmen ergreift sowie eine Crash-Intubation vorbereitet. Es kann bald Rhythmus und Druck wiederhergestellt werden, noch bevor die sofort angeforderten Unterstützungskräfte von Anästhesie und Geburtshilfe den Sectionssaal betreten. Beim Fortführen der Operation sagt die Assistenzärztin: „Ich glaube es blutet nun vermehrt aus der Bauchdecke, haben wir an die Gerinnung gedacht? ..."

2.5 Verteile die Arbeitsbelastung!

Fall

Es ist 2:00 Uhr früh. Nach einem anstrengenden Operationstag hat die Oberärztin im Kreißsaal ihren Dienst übernommen. Teil des Teams ist heute eine Assistenzärztin im ersten Ausbildungsjahr, eine Fachärztin, eine examinierte Hebamme mit dreijähriger Berufserfahrung, die erfahrenste Hebamme des Hauses sowie zwei Hebammenschülerinnen. Insgesamt drei Kreissäle sind derzeit besetzt. In einem Kreißsaal entbindet gegenwärtig eine 23-jährige Zweitgebärende am ET mit schlecht sitzender PDA und starken, seit Kurzem bestehenden „Symphysenschmerzen". In einem weiteren Kreißsaal ist eine 35-jährige Erstgebärende in der 38+5 SSW mit dichorialen/diamnialen Zwillingen, beide befinden sich in Schädellage. Der Muttermund ist seit 90 Minuten vollständig und sie hat Pressdrang. Im 3. Kreißsaal entbindet eine 24-jährige Zweitgebärende nach vorzeitigen Blasensprung mit 33+4 Schwangerschaftswochen. Die Oberärztin bittet das gesamte Team zu einer Besprechung im Zentralbereich des Kreißsaals. Sie vereinbaren im Team, dass die Assistenzärztin mit der erfahrensten Hebamme zur Frühgeburt geht und sehr frühzeitig die Kinderärzte informiert. Sie bittet die Fachärztin und Hebamme mit dreijähriger Berufserfahrung, zur Schwangeren mit Symphysenschmerzen zu gehen, einen Ultraschall zum Ausschluss einer hinteren Hinterhauptslage und eine vaginale Untersuchung zu machen und der Oberärztin das Ergebnis mitzuteilen. Sie selbst geht mit der anderen Hebamme zur Zwillingsgeburt, bei der die Hebammenschülerin während der kurzen Besprechung geblieben war. Die Presswehen werden stärker und der Kopf des führenden Zwillings beginnt gerade einzuschneiden, als die Fachärztin die Tür zum Kreißsaal öffnet, den mobilen Ultraschall vor sich herschiebt und berichtet, im anderen Kreißsaal sei eine vHHL und der Kopf in Beckenmitte. Die Gebärende habe sich inzwischen in den Vierfüßlerstand begeben, in welchem die Schmerzen besser seien. „Das trifft sich gut, Sie können hier bei der Zwillingsgeburt helfen ..."

2.6 Mobilisiere Ressourcen!

Fall

Eine 24-jährige Zwillingsmutter mit 36+3 SSW hat soeben problemlos den ersten Zwilling geboren. Das zweite Kind ist in Beckenendlage, die Fruchtblase steht, das CTG ist gut. Anwesend sind zwei Hebammen, eine Oberärztin und eine Assistenzärztin, die gemeinsam die Geburt leiten. Die Oberärztin wartet bei der Tastuntersuchung, bis der Steiß gut Bezug zum Becken aufgenommen hat, während die Assistenzärztin im Schall die kindliche Lage und CTG-Ableitung verifiziert hat. Dann springt die Fruchtblase des zweiten Zwillings. Eine der Hebammen hat die Verantwortung für das CTG und meldet, dass sie die Herztöne nicht mehr ableiten könne. Während die Oberärztin zum Handschuh für die vaginale Untersuchung greift, sagt die Assistenzärztin, die zur Unterstützung den Schall zur Hand genommen hat, dass eine fetale Bradykardie bei 60 Schlägen pro Minute bestehe. Bei der vaginalen Untersuchung tastet die Oberärztin den Streiß des Kindes am Beckeneingang sowie eine weit prolabierende und pulsierende Nabelschnur. Nachdem sie sich noch einmal kurz vergewissert hat, dass es sich tatsächlich um die Nabelschnur des zweiten Zwillings handelt, drückt sie den Steiß zur Dekompression der Nabelschnur hoch und ruft die Notsectio aus. Den Alarmknopf drückt die freie Hebamme, die auch die Kommunikation mit der Gebärenden aufrechterhalten hatte. Innerhalb von zwei Minuten erscheinen eine Anästhesistin mit Anästhesiepflege, ein Neonatologe und Neonatologie-Schwester, zwei OP-Schwestern, eine zweite Assistenzärztin und eine weitere Hebamme. Nach kurzer Kommunikation des Standes mit den werdenden Eltern und Hinausbitten des Vaters, übergibt die Oberärztin den Fall kurz skizziert und mit lauter Stimme an das eingetroffene Team, während Vorbereitungen für die Crash-Intubation getroffen werden. Die Oberärztin übergibt die Dekompression an eine Hebamme. Nach Freigabe der Anästhesie führt das Team die Sectio durch und entwickelt ein lebensfrisches Neugeborenes.

2.7 Kommuniziere sicher und effektiv – sag, was Dich bewegt!

Fall

Eine 37-jährige (2G/1P) mit 31+2 SSW ist seit zehn Tagen stationär mit vorzeitiger Wehentätigkeit und Cervixverkürzung. Sie als diensthabende Assistenzärztin haben die Patientin nun schon mehrfach in Ihren Diensten kennengelernt und wissen, dass es in den letzten Tagen weniger um die Wehentätigkeit als um die bei elf Millimetern stabile Cervixverkürzung ging.

Am späten Abend ihres Kreißsaaldienstes stellt sie sich mit nun verstärkt ziehenden sakralen Rückenschmerzen vor. Während der CTG-Aufzeichnung werden die kindlichen Herztöne bradykard und die Mutter klagt über eine sehr schmerzhafte Wehe. Bei einem kurzen Blick unter die Decke fällt Ihnen eine leichte vaginale Blutung auf. Da Sie alleine im Kreißsaal sind, gehen Sie zur Tür und sprechen die im Stützpunktbereich am Schreibtisch arbeitende Hebamme und Fachärztin persönlich an: „Frau Opitz, Frau Sattler hier in Kreißsaal 2 habe ich eine Zweitgebärende in der 32. SSW mit akuter vaginaler Blutung und Schmerzen und einer fetalen Bradykardie; Es könnte eine vorzeitige Lösung sein." Die beiden reagieren sofort. Die Oberärztin sagt: „Bitte bringen Sie mir zwei Milliliter Bolus-Tokolyse" und geht in den Kreißsaal. Eine weitere im Stützpunktbereich wartende Hebamme sprechen Sie ebenfalls persönlich und mit Namen an: „Frau Schwegele, könnten Sie mir bitte sofort einen Schall in Kreißsaal 2 bringen?" Sie selbst gehen zurück zur Patientin, lassen die Tür offen, sehen, wie die Oberärztin unterstuchen will, applizieren die Notfalltokolyse, die sie aufgezogen und eindeutig beschriftet vorgefunden haben in kurzer Rücksprache mit der Oberärztin und warten auf den Ultraschall ...

2.8 Beachte und verwende alle vorhandenen Informationen!

Fall

Eine 32-jährige Erstgebärende kommt mit 31+4 SSW in den Kreißsaal. Aus dem Mutterpass entnehmen Sie als diensthabende Hebamme, dass sie Zwillinge erwartet. In einem in den Mutterpass lose eingelegten Ausdruck aus der Frühschwangerschaft entnehmen Sie, dass es sich wohl um eine dichoriale-diamniale Schwangerschaft handelt. Dies deckt sich mit den handschriftlichen Einträgen im Mutterpass. Die Schwangere berichtet über neu aufgetretenes Augenflimmern und rechtsseitige Oberbauchschmerzen. Die Hebammenschülerin berichtet ihnen, dass der Blutdruck 150/100 mmHg ist. Eine weitere Hebamme sieht sich den Mutterpass an, überblickt die Blutdruckwerte im Verlauf aller Vorsorgeuntersuchungen und berichtet, dass die Blutdruckwerte erst seit etwa einer Woche kontinuierlich erhöht sind. Die noch vor einer Woche durchgeführten Doppler-Untersuchungen in einer Spezial-Praxis haben unauffällige Werte der A. uterina, A. umbilicalis und A. cerebri media sowie für beide Zwillinge eine zeitgerechte Biometrie ergeben. Auch hier sind die Zwillinge „di/di" beschrieben. Der Assistenzarzt fertigt einen Ultraschall an, um die Lage der beiden Herzen darzustellen. Entlang dieser Information können Sie die CTG-Knöpfe einrichten, die eine für beide Zwillinge eingeengte Herztonkurve erbringt.

2.9 Verhindere und erkenne Fixierungsfehler!

Fall

Als geburtshilfliches Team aus Hebamme und Schülerin und Arzt in Weiterbildung betreuen Sie seit mehreren Stunden eine 36-jährige Erstgebärende zur Geburt am Termin. Die Schwangere ist selbst Tierärztin und hat einen wunderbar handfesten Zugang zum Geburtsverlauf. Sie ist in Begleitung ihrer Mutters im Kreißsaal, die selbst Allgemeinmedizinerin ist. Die Gebärende hat seit ihrem 10. Lebensjahr einen Typ-1-Diabetes, welcher immer gut kontrolliert war. Lediglich im letzten Drittel der Schwangerschaft war die Insulindosis schwieriger einzustellen. Im Rahmen der Geburt versichert die Allgemeinmedizinerin, dass sie sich um den Blutzucker kümmern werde. Der letzte Blutzucker, der genannt wird, ist 150 mg/dl am Beginn der Austreibungsperiode. Sie denken sich „lieber ein bisschen zu hoch als zu niedrig" und wenden sich dem CTG geht zu. Die Blase springt und eine extrem schnelle und schmerzhafte Wehentätigkeit setzt ein, sodass Sie zwei Milliliter Partusisten® geben. Damit können Sie für einige Minuten die Wehentätigkeit deutlich dämpfen, bevor erneut eine tachysystole Wehentätigkeit einsetzt. Das Kind hat ein eingeengtes CTG und tiefe Typ-I-Dezelerationen. Bei immer noch extrem starker Wehentätigkeit steuern Sie insgesamt mit weiteren vier Millilitern Partusisten® in 25 Minuten, die Hebamme beginnt eine Partusisten®-Dauerinfusion auf ihre Anordnung. Die Schwangere entwickelt einen extremen Pressdrang, ist überwältigt von Schmerzen und äußert dies auch lautstark. Das Kind ist inzwischen ISP-1, hat Druck, tritt aber – für eine Erstgebärende typisch – in jeder Wehe mäßig tiefer. Erneut geben Sie einen einen Milliliter Bolus Partusisten® und können eine erträgliche Wehentätigkeit herstellen, die 35 Minuten nach dem Blasensprung zur Geburt führt. Sie entwickeln ein lebensfrisches Neugeborenes und erhalten einen fetalen Blutzucker von 230 und eine Nabelschnur-pH-Wert von 6,93. Der maternale Blutzucker ist 270 mg/dl. Sie denken zum ersten Mal an die Nebenwirkungen von Fenoterol.

2.10 Habe Zweifel und überprüfe genau!

Fall

Als geburtshilfliches Team aus Hebamme, Schülerin und Arzt in Weiterbildung betreuen Sie seit mehreren Stunden eine 36-jährige Erstgebärende zur Geburt am Termin. Eine PDA wurde soeben gelegt und das anästhesiologische Team ist kurz zuvor gegangen. Es hatte im Sinne einer Testdosis die Wirkung der PDA überprüft, die nun perfekt sitzt. Bereits unmittelbar vor dem PDA-Legen hatten Sie als Assistenzarzt zwei Milliliter Partusisten® aus einer 10 ml-Spritze gegeben. Die Spritze liegt üblicherweise auf dem CTG-Wagen. Nun kommt es beim Blasensprung zu einer tiefen fetalen Bradykardie bei tachsystoler Wehentätigkeit. Auf dem Sideboard neben dem CTG-Wagen liegt eine aufgezogene 10 ml-Spritze aus der etwa ein Drittel fehlt. Sie applizieren zwei Milliliter aus der Spritze, nur um festzustellen, dass sie unbeschriftet ist. Ihnen wird klar, dass eine Verwechslung mit dem Lokal-Anästhetikum für die PDA geschehen ist.

2.11 Verwende Merkhilfen!

Fall

Seit zwei Stunden ist der Muttermund bei einer 25-jährigen Drittgebärenden vollständig geöffnet. Unter PDA war die Wehentätigkeit nicht ausreichend gewesen, sodass eine Oxytocin-Unterstützung unter der Indikation einer sekundären Wehenschwäche in den vergangenen vier Stunden in zunehmender Dosierung durchgeführt wurde. Bei pathologischem CTG wird die Indikation zu einer Vakuum-Extraktion gestellt. Nach Entbindung eines lebensfrischen Neugeborenen setzt eine starke Blutung ein. Sie schätzen, dass nach zwei Minuten 500 Milliliter Blut verloren gegangen sind, während Sie noch eine Nierenschale unterlegen, mit der anderen Hand nach dem Uterus-Tonus fassen, während von Ihrer Kollegin die Plazenta inspiziert und eine Spiegelungseinstellung durch eine hinzugerufene Kollegin hergerichtet wird, um etwaige Geburtskanalsverletzungen zu diagnostizieren. Auf dem Set zur Spiegeleinstellung liegt in Ihrer Klinik standardmäßig der Handlungsalgorithmus der PPH-Konsensus-Gruppe, den Sie nun abarbeiten.

2.12 Reevaluiere die Situation!

Fall
Eine 37-jährige Erstgebärende hat sich vor drei Stunden im Kreißsaal vorgestellt. Die Geburt hatte spontan mit Wehen begonnen. Bei einer Muttermundsweite von drei Zentimetern hatte eine stärkere Zeichnungsblutung eingesetzt. Die Fruchtblase stand. Zur Kreißsaalaufnahme hatte der Assistenzarzt einen Ultraschall gemacht und eine normale fetale Situation bei einer Fundus Plazenta diagnostiziert. Die Blutungsstärke war konstant geblieben. Das CTG blieb während der regelmäßigen Wehentätigkeit unauffällig. Die Hebamme untersucht nun erneut und stellte eine Muttermundsweite von acht Zentimetern fest. Kurz darauf springt die Blase. Es entleert sich sich reichlich klare Flüssigkeit, die sich mit dem Blut vermischt. Die Patientin berichtet nun über vermehrte Wehentätigkeit. Das CTG wird nun zum ersten Mal auffällig und zeigt variable Dezelerationen. Die Hebamme informiert den Assistenzarzt und sie entscheiden sich bei nun tachysystoler Wehentätigkeit Partusisten® zu spritzen. Dabei fällt der Blick der Hebamme auf die letzten fünf Minuten des CTG, die einen kompletten Oszillationsverlust zeigen. Der daraufhin hinzugerufene Oberarzt fertigt erneut einen Ultraschall an. Der Assistenzarzt sieht nun im Vergleich zum Vorbefund bei Kreißsaalaufnahme eine am Fundus deutlich veränderte Plazentamorphologie. Unter Zusammenfassung aller Befunde wird eine Notsectio bei vorzeitiger Plazentalösung durchgeführt. Der Befund bestätigt sich intraoperativ und es kommt ein lebensfrisches Neugeborenes zur Welt.

2.13 Achte auf gute Teamarbeit!

Fall

In der Aufnahme des Kreißsaales untersucht die Hebamme eine Schwangere von der Station. Bei Terminüberschreitungen hatte sie am Vortag zweimal zwei Milligramm PG-Gel zur Einleitung bekommen. Bereits die letzte PG-Gel-Anlage hatte die Hebamme verabreicht und untersucht nun erneut den Muttermund, da die Patientin Fruchtwasserabgang angibt. Sie tastet sofort die pulsierende Nabelschnur, die weit in die Scheide prolabiert ist. Sofort entlastet sie die Nabelschnur durch Hochdrücken des kindlichen Kopfes bei fünf Zentimetern Muttermundsweite. Sie ruft eine Kollegin hinzu. Es treten die zweite Hebamme und der diensthabende Assistenzarzt im dritten Ausbildungsjahr hinzu.

Sie hat bereits das Wort „Notsectio" geäußert, ist sich aber unsicher ob sie dies nun als Hebamme indizieren darf. „Sicher Nabelschnur?" frägt der Assistenzarzt nach. „Sicher!". Er drückt den Notsectioknopf. Während der Fahrt in den OP, bei der die Hebamme auf der Liege kniend mitfährt und die Dekompression aufrechterhält, treten Kinderärzte und Anästhesisten sowie OP-Pflege unmittelbar auf den Plan, ebenso wie die diensthabende Oberärztin. Im OP gibt die Hebamme – nach Einfordern von Ruhe durch die Oberärztin – ein kurzes Briefing der Situation, bevor die Notsectio ihren eingeübten Gang geht. Mutter und Kind sind nachfolgend wohlauf und es erfolgt ein Debriefing des Falles im Team. Die Oberärztin versichert dem Team, dass dieser Entscheidungsweg richtig war und von ihr retrospektiv Unterstützung erfährt.

2.14 Lenke Deine Aufmerksamkeit bewusst!

Fall

Im Kreißsaal 5 liegt eine Zweitgebärende am Termin unter der Geburt. Der Muttermund ist vollständig und sie hat regelmäßige Wehentätigkeit bei unauffälligem CTG. Im Kreißsaal 4 liegt eine gute Freundin einer anästhesiologischen Ärztin aus dem Haus, die ihr erstes Kind erwartet. Seit mehreren Stunden quält sie sich mit einer schlecht sitzenden PDA. Die Anästhesistin kennt die Problematik, ist jedoch hin- und hergerissen zwischen dem Schmerz ihrer Freundin und einem professionellen Verständnis für die Situation. Der geburtshilfliche Oberarzt kommt soeben aus der Sectio, die er bei pathologischen CTG, dickgrünem Fruchtwasser und Geburtsstillstand in der Austreibungsperiode indiziert hatte. Der kindliche Kopf hatte sich nicht gut entwickeln lassen und die Uterus-Ecknähte mussten sehr weit lateral gelegt werden. Er denkt immer noch über die Naht nach, als die OP-Schwester ihnen berichtet, dass eben jene Patientin verstärkt vaginal blute. Aus Kreißsaal 5 werden verspätete Dezelerationen gemeldet und im Kreißsaal 3 bittet die geburtsbegleitende Kollegin den Oberarzt, nach der Patientin zu sehen; diese hätte so große Schmerzen „nicht, dass sie noch eine vorzeitige Lösung hat". Das CTG ist ohne pathologischen Befund.

2.15 Setze Prioritäten dynamisch!

Fall

Als diensthabendem Team eines Perinatalzentrums Level I wird Ihnen von extern eine Patientin telefonisch angekündigt. Sie hat vor drei Stunden per Sectio entbunden und unmittelbar danach eine massive atone Nachblutung entwickelt, sodass sich die Kollegen zu einer postpartalen Hysterektomie gezwungen sahen. Mit den verfügbaren zwei Blutkonserven in ihrer Blutgruppe wird sie mit dem Notarztwagen zu Ihnen geschickt. 20 Minuten später kommt eine intubierte und beatmete Patientin peripher puls- und drucklos auf ihrer Intensivstation an. Es warten zwei Anästhesieteams mit Arzt und Pflege zur Zugangsgewinnung und Volumenmanagement sowie Gerinnungsmanagement stehen bereit. Sie, gynäkologischer Facharzt und Assistenzarzt, unterstützen die Kollegen zunächst bei der Suche nach einem peripheren Zugang, fertigen dann einen Schall an, der große Hämatommengen intraabdominell zeigt. Dies kommunizieren Sie dem gesamten Team und machen klar, dass Sie eine Indikation zu einer Revisions-Operation nach initialer Stabilisierung sehen. Nachdem die anästhesiologische Erstversorgung noch in vollem Gange ist – es liegen die ersten großvolumigen, zentralen Zugänge und die erste Blutgasanalyse ist abgenommen – nehmen Sie die Blutröhrchen ab und tragen sie zum Blutgas-Analysegerät. Dies zeigt einen Wert von Hb 4,6 mg/dl. Sie melden dies zurück und zeigen die Gasanalyse dem anästhesiologischen Oberarzt. Sie warnen die OP-Schwestern vor. Nach initialer Stabilisierung und laufender Blutsubstitution fahren Sie mit der Patientin in den OP. Nach Öffnen der Bauchdecken finden Sie mehrere große Koagel aber auch größere Mengen nicht-geronnenen Blutes. Dies melden Sie zurück an die Anästhesisten, die eine Thrombelastometrie (Rotem®-Analyse) anfertigen und eine an die Hyperfibrinolyse angepasste Gerinnungssubstitution veranlassen. Sie versorgen gleichzeitig den immer noch blutenden Scheidenabschluss chirurgisch.

Literatur

[1] Rall M et al. Human performance and patient safety, in Miller's Anaesthesia. 7th edition, E.L. Miller RD, Fleisher LA, Wiener-Kronish JP, Young WL, Editor. 2009, Elsevier Churchill Livingstone: Philadelphia. p. 93–150.

Geburtshilfe braucht Sicherheit

Christoph Scholz, Tanja Manser
3 Von der Risikoschwangerschaft zur Sicherheitskultur in der Geburtshilfe

Vertrauen, Geborgenheit und Sicherheit. Diese Begriffe zieren jeden zweiten Werbeflyer einer geburtshilflichen Einrichtung in Deutschland. Sie beschreiben einen selbstverständlichen Anspruch. **Sicherheit ist in der Geburtshilfe eine der zentralen Anforderungen.** Und sie wird gewährleistet: So überprüfte beispielsweise die ärztliche Gutachterstelle der bayerischen Landesärztekammer für die Jahre 2000 bis 2010 insgesamt 228 Anträge wegen ärztlicher Behandlungsfehler in der Geburtshilfe. Gleichzeitig wurden in diesem Zeitraum in Bayern 1,2 Mio. Kinder geboren. Die geburtshilflichen Schadenssummen bewegen sich in Millionenhöhe. Haftpflichtansprüche der Geburtshilfe betreffen zwar nur rund drei Prozent aller medizinischen Schadensfälle. Für die Haftpflichtversicherer stellen sie jedoch fast 20 Prozent des Regulierungsaufwandes [1]. Die nüchternen Zahlen kennzeichnen dabei nur unzureichend die menschliche Katastrophe, die beispielsweise ein geburtsgeschädigtes Kind oder eine peripartal verstorbene Mutter bedeuten. Geburtshilfliche Schadensfälle sind selten, ruinieren aber Lebensentwürfe und Sozialstrukturen in ganz grundlegender Art und Weise. **Kleine Eintrittswahrscheinlichkeiten bei gleichzeitig extrem hohem Schadenspotential; Dies ist das Risikomuster, das die Geburtshilfe prägt.**

Auf dieses Risikomuster sind wir schlecht vorbereitet. Wir sind es gewohnt, induktiv zu denken, also aus Erfahrung auf die zukünftige Entwicklung von Ereignissen zu schließen. Der ganz überwiegende Teil unseres medizinischen Handelns basiert auf – im besten Falle wissenschaftlich untermauerter – Erfahrung. Wir definieren Risikogruppen oder in unserem Fall Risikoschwangerschaften, in denen erfahrungsgemäß mehr potenziell vermeidbare Ereignisse auftreten, und koppeln daran unsere diagnostischen oder therapeutischen Interventionen. Dies ist der Kern unseres medizinischen Denkens und Handelns und genau dies versagt bei seltenen Ereignissen, welche unsere Erfahrung grundlegend in Frage stellen. Fälle mit schweren Ereignisfolgen bei gleichzeitig geringer Auftretenswahrscheinlichkeit lassen sich mathematisch am besten durch eine logarithmische Funktionskurve beschreiben. Ein Sachverhalt, der logarithmischen Gesetzen gehorcht, ist in der Medizin außergewöhnlich. Die Medizin kennt in der Regel die Normalverteilung. Erkenntnistheoretisch formuliert: **Bei Ereignissen mit sehr geringen Ereigniswahrscheinlichkeiten und sehr schweren Ereignisfolgen versagt unsere sonst im Alltag so bewährte induktive Methode der Entscheidungsfindung.** Die Risikostruktur geburtshilflicher Notfälle hebelt unsere Handlungssicherheit grundlegend aus. Der Philosoph Bertrand Russell hat die prinzipielle Unmöglichkeit, aus Erfahrungswissen auf eine allgemeine Gesetzmäßigkeit zu schließen, in einem klassischen Beispiel formuliert [2]:

Nehmen wir an, eine Gans sei der Überzeugung, dass der Bauer es prinzipiell gut mit ihr meint. Sie wird sich jeden Tag, an dem ihr Stall ausgemistet wird und sie frisches Futter bekommt, ihrer Überzeugung ein bisschen sicherer. Bis eines Tages im Herbst der Bauer zum Markt geht und unserer erfahrungsfrohen Gans zuvor den Hals umdreht. Das Sprichwort sagt es so: „Nie sind die Gänse so glücklich, wie am Tag vor St. Martin". Auf der anderen Seite ist unsere Erfahrung ein großer Schatz, ohne den wir als Mensch wahrscheinlich nicht existieren könnten und ganz sicher extrem schlechte Geburtshelfer wären. Die irrationale aber unwiderstehliche Macht des Assoziationsgesetzes prägt unser Verhalten. Meist zum Guten.

Offenheit für eine andere Perspektive sowie das geduldige und vorbereitete Erwarten des Unerwarteten, dies sind die grundlegend wichtigen Haltungen, wenn wir auf seltene Ereignisse gefasst sein wollen. Es sind im Übrigen die gleichen grundlegenden Haltungen, die gute Geburtshilfe ausmachen. Unser Weltbild darf vor allem in der Geburtshilfe niemals dogmatisch sein; es muss falsifizierbar bleiben. **Eine Kultur, in der Sicherheit einen hohen Stellenwert hat, hat das Unerwartete und damit den Fehler zentral im Blick.** Ein Team, das Geborgenheit sicherstellen will, kommuniziert offen unterschiedliche Sichtweisen und Lösungsstrategien. Eine Geburtshilfe, die Vertrauen rechtfertigen will, muss organisationales Lernen effektiv fördern. Und so gelangen wir über die – zugegeben recht abstrakten – Überlegungen zur Struktur des geburtshilflichen Risikos zur Notwendigkeit, Vertrauen, Geborgenheit und Sicherheit in der Geburtshilfe auf dem Boden einer Sicherheitskultur zu gründen. Eine solche Sicherheitskultur ist nichts Geheimnisvolles, sondern inzwischen wissenschaftlich in ihren grundlegenden Merkmalen sehr gut beschrieben.

Das Konzept der Sicherheitskultur wurde ursprünglich auf Basis der Analyse des Tschernobyl-Zwischenfalls Mitte der 1980er in die Diskussion um Sicherheit in Hochrisikoindustrien eingeführt. Im Gesundheitswesen kam das Konzept mit dem Bericht „To Err is Human" an, der im Jahr 2000 forderte, dass Organisationen im Gesundheitswesen eine Sicherheitskultur entwickeln, in der sich organisationale Prozesse und Arbeitsbedingungen auf eine kontinuierliche Verbesserung der Zuverlässigkeit und Sicherheit in der Patientenversorgung fokussieren [3]. **Sicherheitskultur ist ein relativ stabiles, multidimensionales Konstrukt, das auf geteilten sicherheitsbezogenen Werten und Normen basiert** [4, 5]. Diese Werte und Normen werden von den Mitgliedern einer Organisation als selbstverständlich erlebt und oft unhinterfragt übernommen. Sie wirken sich auf die sicherheitsbezogenen Einstellungen, die Wahrnehmung von Risiken, die Erwartungen an sicherheitsorientiertes Verhalten und schließlich auf das Verhalten des Personals aus. Hierdurch wird Sicherheitskultur greifbar, erlebbar, beobachtbar. Wie Mitarbeitende Sicherheitskultur wahrnehmen und erleben, das sogenannte Sicherheitsklima [6], liefert den Bezugsrahmen, an dem sich die Mitarbeiter bei der Erfüllung ihrer Aufgaben und im Umgang mit Sicherheitsfragen orientieren. Es ist sozusagen eine Momentaufnahme der Sicherheitskultur [7] und ist damit der Erfassung im Rahmen von Befragungen zugänglich.

In der wissenschaftlichen Auseinandersetzung mit Sicherheitskultur hat sich inzwischen ein relativ stabiles Set an zentralen Dimensionen herauskristallisiert, das dementsprechend die Grundstruktur von Befragungen zum Sicherheitsklima darstellt

(s. Tab. 3.1) [8]. Diese Dimensionen erlauben eine recht umfassende Einschätzung davon, wie eine Abteilung, eine Klinik oder ein Haus funktioniert, wenn es um Patientensicherheit geht. Mitarbeitende, die neu in einer Klinik beginnen, erleben diese Merkmale oft besonders ausgeprägt, da sie noch einen Kontrast zu dem erleben, was an anderem Ort völlig selbstverständlich als sicherheitsgerichtet galt, also Teil der lokalen Sicherheitskultur war.

Tab. 3.1: Dimensionen der Sicherheitskultur (nach Hammer 2012).

Dimensionen
Allgemeine Risiko-/Sicherheitswahrnehmung

Sicherheitsbezogene Einstellungen, Wahrnehmungen, Erwartungen und Handlungen
    von Führung und Management
    der direkten Vorgesetzten
    der Mitarbeitenden

Offene Kommunikation Teamwork
Berichten von Fehlern Analyse von unerwünschten Ereignissen Rückmeldung an Mitarbeitende (Feedback) Sanktionsfreier Umgang mit Fehlern
Personelle Ausstattung Ressourcen/Ausstattung Übergabe und Verlegung
Bildung, Weiterbildung und Informationsweitergabe Organisationales Lernen

Im Gesundheitswesen wird in den letzten Jahren immer wieder die Forderung nach Etablierung einer Sicherheitskultur laut. **Es ist jedoch so, dass jedes Kollektiv, das Werte und Normen in Bezug auf Sicherheit teilt, bereits über eine Sicherheitskultur verfügt, die das Entscheiden und Handeln auf allen Ebenen prägt und an neue Mitglieder als bindend weitergegeben wird.** Nicht umsonst ist eine der prägnantesten Definitionen von Sicherheitskultur: „The way we do things around here" [9]. Für die Entwicklung von Sicherheitskultur ist es daher essentiell, die bestehende Kultur kritisch zu hinterfragen und die kulturprägenden Akteure aktiv in diese Reflexion einzubinden. Entsprechend kommt Führungskräften aller Hierarchieebenen eine entscheidende Rolle in der Kulturentwicklung zu.

Vorgesetzte, die sich an bestehenden Werten orientieren und gegenüber Mitarbeitenden ihre Vorbildfunktion bewusst wahrnehmen, liefern maßgebliche Impulse zur sicherheitsorientierten Ausrichtung der Sicherheitskultur. Ihre Handlungsweisen stärken oder schwächen das Fundament einer Kultur, in der Patientensicherheit eine zentrale Stellung einnimmt [10]. **Besonders wichtig ist hierbei eine nicht-strafende Grundhaltung, die dazu beiträgt, dass Fehler und Probleme nicht vertuscht, sondern offen angesprochen werden und dass unsichere Handlungen nicht nur dann durch sicherheitsgerichtetes Verhalten abgelöst werden, wenn der Vorgesetzte anwesend ist.** Eine nachhaltig verankerte Sicherheitskultur zeigt sich auch dann, wenn niemand zuschaut [11]. Dies kann jedoch nur gelingen, wenn die Strukturen und Prozesse einer Klinik eine sichere Versorgung der Patienten unterstützen. Das proaktive Trainieren hochkomplexer und hochriskanter Verfahren, wie beispielsweise das richtige Verhalten in geburtshiflichen Notfallsituationen sollte Teil einer solchen Struktur sein. Daher ist Kulturentwicklung eine strategische Managementaufgabe, die einen engen Austausch zwischen klinisch tätigem Personal und den Entscheidungsträgern einer Organisation zu Sicherheitsfragen erfordert. So kann es schrittweise gelingen, eine Kultur zu etablieren, in der Patientensicherheit im Mittelpunkt steht und der Anspruch an Vertrauen, Geborgenheit und Sicherheit eingelöst wird.

Literatur

[1] Gausmann P. Patientensicherheit, Patientenrechte – Lernen am Worst Case. Deutsche Hebammenzeitschrift. 2012; 11: 17–20.
[2] Russell B. Probleme der Philosophie, edition suhrkamp, Suhrkamp Verlag. 1967; 56ff.
[3] Kohn LT et al. To err is human: building a safer health system: National Academies Press; 2000.
[4] Guldenmund FW. The nature of safety culture: a review of theory and research. Safety Science. 2000; 34 (1–3): 215.
[5] Flin R et al. Measuring safety climate in health care. Quality and Safety in Healthcare. 2006; 15: 109–15.
[6] Hammer A, Manser T. Patient Safety Culture: Theory, Methods and Application. In: Waterson P, editor. Patient Safety Culture: Theory, Methods and Application. Farnham: Ashgate; Spring 2014.
[7] Flin R et al. Measuring safety climate: identifying the common features. Safety science. 2000; 34 (1): 177–92.
[8] Hammer A. Zur Messung von Sicherheitskultur in deutschen Krankenhäusern. Köln: Universität zu Köln; 2012.
[9] Wakefield JG et al. Patient safety culture: factors that influence clinician involvement in patient safety behaviours. Qual Saf Health Care. 2010; 19 (6): 585–591.
[10] Hammer A, Manser T. Sicherheitskultur. In: Gausmann P, Henninger M, Koppenberg J, editors. Patientensicherheitsmanagement. Berlin: De Gruyter; 2015: 545–50.
[11] Foundation TH. Evidence scan: Does improving safety culture affect patient outcomes? London: The Health Foundation; 2011.

Norbert Pateisky
4 Strategien zur Bewältigung von Notfällen im Kreißsaal – Nicht-technische Fertigkeiten in der Geburtshilfe

Viele Krankenhäuser haben in den letzten 20 Jahren den Weg von Zertifizierungen beschritten. Zweifellos wurden dadurch jene Strukturen geschaffen, welche in Sachen Qualitätsmanagement vieles erleichtert haben und zu mehr Transparenz führten. Fälschlicherweise wurde von vielen erwartet, dass damit ebenfalls das Problem der Patientensicherheit gelöst werden könnte – eine trügerische Hoffnung, wie sich sehr bald zeigte.

Vor allem in der Geburtshilfe genügt es nicht, sämtliche Abläufe bis ins Detail zu beschreiben und dann zu erwarten, dass diese im Ernstfall vom jeweiligen Team umgesetzt werden können. Die auftretenden Szenarien sind viel zu variabel, als dass sich hier eine allgemeingültige Verfahrensanweisung bewähren könnte.

Wenn es um das Thema Sicherheit geht, sind es vor allem **„der menschliche Faktor"** und die sogenannten **„nicht-technischen Fähigkeiten"**, die über Erfolg und Misserfolg entscheiden. Bis zum heutigen Tag wird dieser Tatsache in der Aus-, Fort- und Weiterbildung kaum Beachtung geschenkt.

Soll der höchstmögliche Grad an Sicherheit erreicht werden, ist es unumgänglich, jene Sicherheitsstrategien und Vorgehensweisen anzuwenden, welche die sogenannten „High Reliability Organisations" wie militärische und zivile Luftfahrt, aber auch Bereiche wie Raumfahrt, Petrochemie oder der Formel-1-Rennsport seit langer Zeit erfolgreich praktizieren.

Das Problem – Der menschliche Faktor:
Waren es früher die rein körperlichen Fähigkeiten, welche das Überleben sichern sollten, gilt es heute hochkomplexe Arbeiten als Team in hochkomplexen Arbeitswelten zu verrichten. In vielen Fällen werden dabei unsere vorgegebenen physischen und psychischen Leistungsgrenzen stark überfordert.

Die Human-Factor-Forschung (= menschlicher Faktor) beschäftigt sich mit der Interaktion des Menschen und allen physischen und psychischen Komponenten seiner Arbeitsumgebung.

Eines der Ziele dieser Forschung besteht darin, herauszufinden, welche menschlichen Eigenschaften und Umstände selbst unter scheinbar optimalen Bedingungen Fehler begünstigen oder sogar erzwingen.

Dies betrifft systemische und individuelle Störfaktoren: Geht es bei den **systemischen Faktoren** beispielsweise um Ablenkungen, Unterbrechungen, Arbeitslast oder Personalmangel spielen bei den **individuellen Faktoren** Themen wie Müdigkeit, Krankheit, Tagesverfassung, Emotionen oder der Kommunikationsstil eine große Rolle. Dazu kommen die Erkenntnisse der Fehlerforschung:

> Menschliche Fehler sind allgegenwärtig und unvermeidbar.
> Die besten Menschen machen die schwersten Fehler.
> Ein bewusstes Vermeiden von Fehlern ist nicht möglich.
> Fehler sind häufig, verursachen oft Schaden und sind sehr teuer.
> Effektive Prävention kann nur systemisch erfolgen.
> Niemand macht absichtlich Fehler.

Während die aufgelisteten Punkte heute als unwiderlegbar gelten, hat das Gesundheitswesen im deutschsprachigen Bereich darauf bis heute nicht entsprechend reagiert.

Die Folge: Wann immer es zu Zwischenfällen mit oder ohne schwere Konsequenzen für Patienten kommt, liegen die auslösenden Ursachen zu 80 Prozent im Bereich Teamarbeit, Kommunikation und naturgegebener menschlicher Fehlbarkeit.

Die Lösung:
Wie kann man erwarten, dass Menschen, welche die letzte Seite im Kopierer vergessen, das Licht nicht abschalten, Salz mit Zucker verwechseln, den USB-Stick am Computer stecken lassen oder das Auto versehentlich nicht versperren, im Beruf fehlerfrei arbeiten?

Lange Zeit hat man versucht, den Problemen der Fehleranfälligkeit mit Ermahnungen, Dienstanweisungen, Strafen bis hin zu Entlassungen zu begegnen – erfolglos.

Nicht-technische Faktoren (NOTECHS)
Forschung und Erfahrung in anderen Branchen haben gezeigt, dass Kenntnis und Beherrschung der sogenannten **„nicht-technischen Fähigkeiten" (Non-Technical Skills – NOTECHS)** den bislang besten Effekt zur Minimierung der Schadenshäufigkeit erbracht haben. Während weiterhin Fehler zwangsläufig passieren, kann mit entsprechenden Strategien Schaden oft vermieden werden.

Ein Beispiel aus der täglichen Praxis ist die akustische Warnung eines Autos, wenn wir vergessen haben, das Licht auszuschalten. Hier wird auf den bereits passierten Fehler „Licht nicht abgedreht" mit einer Warnung reagiert, die eine rechtzeitige Reaktion (Licht abdrehen) ermöglicht, sodass der potenzielle Schaden (leere Batterie am nächsten Tag) nicht eintritt.

Wollen wir höchstmögliche Sicherheit erreichen, sollten wir akzeptieren, dass der Fehler die Norm ist und nicht die Perfektion!!

Non-Technical Skills
Was sind „Non-Technical Skills" im Detail und was bedeuten diese für die Medizin und das Simulationstraining?

Versuch der Definition:
NOTECHS – so die übliche Bezeichnung in der Fachliteratur – sind Fähigkeiten im kognitiven und interpersonellen Bereich, um mit unseren physischen und psychischen Leistungsgrenzen besser umgehen zu können.

Menschen und Teams, die in diesen Fähigkeiten geschult und trainiert sind, neigen wesentlich weniger häufig zu Fehlleistungen.

Was die Medizin betriff, haben Professor Rhona Flin et al. von der University of Aberdeen die bislang beste Beschreibung erstellt, welche verbal auf die Medizin im OP Rücksicht nimmt.

NOTECHS werden üblicherweise in Kategorien und Elemente unterteilt.

Im Wesentlichen unterscheidet man vier essentielle Kategorien. Für jede der Kategorien existieren mindestens je drei Elemente, die es zu beachten gilt. Flin hat die Beschreibungen der Skills für Chirurgen, Anästhesisten und OP-Pflege getrennt beschrieben.

Kategorie und Elemente der Non-Technical Skills:

Situationsbewusstsein
    Informationssammlung
    Erkennen und Verstehen
    Voraussicht
Entscheidungsfindung
    Erkennen von Optionen
    Abwägen von Risiken und Auswahl von Optionen
    Neubewertung (Reevaluation)
Kommunikation und Teamarbeit
    Austausch von Informationen
    Herstellung eines gemeinsamen Verständnisses
    Koordination von Aktivitäten mit dem Team
Führungsarbeit
    Setzen und Einhalten von Standards
    Unterstützung von Teammitgliedern
    Umgang mit situationsbedingtem Stress

Im Folgenden eine kurze Beschreibung der Kategorien.

Die englischen Bezeichnungen in den Klammern sollen das Suchen nach Zusatzinformationen im Netz erleichtern, da die maßgebliche Literatur ausschließlich in Englisch vorliegt.

Situationsbewusstsein (Situation Awareness)
Fähigkeit, übergeordnete Aufmerksamkeit auf eine Aufgabe zu richten und beizubehalten; diese Aufmerksamkeit basiert darauf, dass
- alle relevanten Aspekte des OPs beobachtet werden
- Verstehen, was diese Aspekte bedeuten und
- Planen, was als nächstes passieren könnte.

Die wichtigsten Elemente von Situationsbewusstsein umfassen:
Informationssammlung, Erkennen und Verstehen sowie Voraussicht.

Entscheidungsfindung (Decision Making)
Die Fähigkeit, sich für eine bestimmte Handlungssequenz zu entscheiden oder eine Bewertung der Situation zu treffen. Dies gilt sowohl unter normalen Bedingungen als auch in Krisensituationen unter Zeitdruck.

Die wichtigsten Elemente von Entscheidungsfindung umfassen:
Erkennen von Optionen, Abwägen von Risiken und Auswahl von Optionen sowie Neubewertung.

Kommunikation und Teamarbeit (Team Working)
Fertigkeiten, um in jeder Rolle innerhalb einer Gruppe zu arbeiten, um sicherzustellen, dass Aufgaben effektiv erfüllt werden und die Teammitglieder zufrieden sind. Der Fokus liegt besonders auf dem Team, weniger auf der Aufgabe.

Die wichtigsten Elemente von Teamarbeit umfassen:
Austausch von Informationen, Herstellung eines gemeinsamen Verständnisses und Koordination von Aktivitäten mit dem Team.

Führungsarbeit (Leadership)
Gute Führungsarbeit zeichnet sich dadurch aus, dass der jeweils Ranghöchste darauf achtet, dass alle auf dem gleichen Wissensstand sind, jeder die nötigen Standards kennt und einhält und all jene Teammitglieder dort unterstützt, wo Wissen und Erfahrung fehlen.

Die wichtigsten Elemente von Führungsarbeit umfassen:
Das Setzen und Einhalten von Standards, die gezielte Unterstützung von Teammitgliedern sowie den Umgang mit situationsbedingtem Stress.

Um all diese Fähigkeiten auch in Audits beurteilen zu können, hat die Gruppe um Flin ein Beurteilungssystem erstellt. Basis dafür bilden genaue Beschreibungen dessen, was beobachtbar ist, wenn die einzelnen erwähnten Elemente gut bzw. mangelhaft ausgeführt werden.

Das Beherrschen der NOTECHS, ergänzt durch Strategien und Hilfsinstrumente wie Checklisten, Briefings, Notfallkarten, strukturierter Kommunikation und dem gezielten Einsatz computer-basierten Lernens (E-Learning) stellen ein solides Fundament für sicheres Arbeiten in jeder Branche und so auch in der Medizin dar.

Um hier die nötige Akzeptanz zu schaffen, ist es allerdings erforderlich, alle Betroffenen entsprechend zu schulen und regelmäßig in den nötigen Kompetenzen zu trainieren.

Bedeutung für Simulationstrainings

In Anlehnung an die zivile Luftfahrt wäre es von großem Vorteil, wenn alle Teilnehmer an Simulationstrainings sich vorab entsprechendes Wissen und Übung in Bezug auf die NOTECHS aneignen könnten, da die häufigsten Verfahrensfehler im Bereich Teamarbeit und Kommunikation zu finden sind.

Auf diese Weise werden Simulator-Trainings weit über das reine Skillstraining hinaus wirksam. Entsprechend geschulte Trainer binden dann die Ausübung der NOTECHS währen der Simulationsszenarien in das Feedback mit ein. Der Lerneffekt solcher Simulator-Einheiten wird dadurch um einen wesentlichen Aspekt erweitert und trägt zusätzlich zur Patientensicherheit bei.

Während Simualtionstrainings in anderen Branchen gesetzlich vorgeschrieben sind und versäumte Fristen mit dem Linzenzentzug bedroht sind, fristen diese Trainings in der Medizin noch ein Schattendasein und fallen häufig budgetären Zielen oder anderen Prioritäten zum Opfer.

Sandra Girardi, Herbert Heidegger

5 Simulationstraining als Baustein eines Sicherheitskonzeptes für die Geburtshilfe – das Beispiel Südtirol

5.1 Einleitung

Im Südtiroler Sanitätsbetrieb wird der Begriff Patientensicherheit seit einigen Jahren mit Aktivitäten verbunden, welche konkret und systematisch Gefahren verringern sollen, denen Patienten bei der Durchführung von medizinischen Untersuchungen, Behandlungen und Betreuung ausgesetzt sind. Im Sinne eines effektiven Risikomanagements dienen sie auch der konkreten Vermeidung von Haftungsfällen. Zentraler Aspekt dieser Bemühungen ist die Geburtshilfe.

Der Südtiroler Sanitätsbetrieb ist gemeinsamer Träger von sieben Krankenhäusern, in denen Geburtshilfe stattfindet mit einer Gesamtgeburtenzahl von zirka 5 500 Geburten pro Jahr, wobei im größten Haus etwa 1 650 Geburten durchgeführt werden. Die kleinste Abteilung hat knapp 250 Geburten. Nur zwei Krankenhäuser haben mehr als 1 000 Geburten, alle anderen betreuen deutlich unter 1 000 Geburten. Die perinatalen Ergebnisdaten sind mit denen in Österreich und Deutschland vergleichbar. Frühgeborene bzw. Schwangere unter der 34. SSW werden in das Krankenhaus Bozen mit angeschlossener Kinderintensivstation regionalisiert.

Eine besondere Herausforderung bieten in einem inneralpinen Raum topografische und metereologische Verhältnisse. Diese besonderen geografischen Gegebenheiten verhindern einerseits eine Zentralisierung der Geburtshilfe und machen andererseits eine Verlegung von Risikopatientinnen mitunter unmöglich.

Im Jahr 2012 wurde das Projekt „Sichere Kreißsäle" gestartet.

Dieses Projekt wollte von Beginn an auf das bereits existierende große Wissen der Südtiroler Fachkräfte der geburtshilflichen Abteilungen zurückgreifen, es wertschätzen und sammeln. Durch den gemeinsamen fachübergreifenden Austausch zwischen den Mitarbeitern aller sieben Krankenhäuser sollte es zu einer Verbesserung und Bereicherung des Wissens bei der Bewältigung von geburtshilflichen Notfallsituationen kommen. Dazu sollten auch neue Erkenntnisse des Risikomanagements, der Teamtrainings, Arbeiten mit Checklisten, sicheres Briefing und der Kommunikation genutzt werden [1].

Die Organisation des Projektes „Sichere Kreissäle" wurde der Fachhochschule Claudiana in Bozen übertragen und im Claudiana Simulation Center (CSC) angesiedelt.

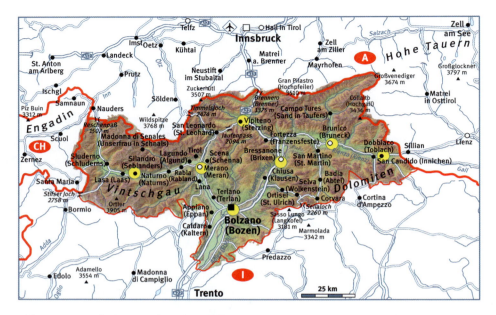

Abb. 5.1: Topografische Karte der geburtshilflichen Abteilungen der Sanitätsbetriebe Südtirol, Die besonderen geografischen Gegebenheiten verhindern einerseits eine Zentralisierung der Geburtshilfe und machen andererseits eine Verlegung von Risikopatientinnen manchmal unmöglich.

5.2 Umsetzung des Projekts „Sichere Kreißsäle"

Das bei der Geburt tätige Personal (Gynäkologen/Gynäkologinnen, Hebammen, Krankenpfleger/innen, Pädiater, Kinderkrankenpfleger/innen, Anästhesisten/Anästhesistinnen, OP-Personal) wurde durch ein eintägiges Seminar in das klinische Risikomanagement eingeführt. Inhalt und Methodik des Seminars waren:
– Patientensicherheit
– Bedeutung von Risikomanagement für geburtshilfliche Abteilungen
– Konzepte zur Standardisierung in Sachen Patientensicherheit
– Umsetzungsstrategien

Eine Arbeitsgruppe bestehend aus Ärzten/Ärztinnen und Pflegepersonal aller sieben Krankenhäuser erarbeitete in einem ersten Schritt zu den wichtigsten Notfallsituationen strukturierte Handlungsabläufe (sogenannte Standard Operating Procedures: SOPs). Die bereits vorhandenen werden in der Gruppe weiter ausgearbeitet und angepasst. Anhand dieser SOPs wurden Checklisten und Notfall-Reminder erstellt, welche dann südtirolweit mit den notwendigen lokalen Anpassungen implementiert wurden.

Die Tabelle 5.1 zeigt eine Auflistung der ausgearbeiteten SOPs für geburtshilfliche und neonatologische Notfallsituationen.

Tab. 5.1: Geburtshilfliche und neonatologische Standard-Operating-Procedures (SOPs) 2013.

Geburtshilfliche Notfallsituation	Neonatologische Notfallsituation
SOP Postpartale Blutung Notfall-Reminder „Postpartale Blutung"	SOP Medikamente für die neonatale Reanimation im Kreißsaal Notfall-Reminder „Medikamente im Kreißsaal"
SOP Präeklampsie/Eklampsie Notfall-Reminder „Präeklampsie/Eklampsie"	SOP Reanimation des Neugeborenen im Kreißsaal Notfall-Reminder „Reanimation im Kreißsaal"
SOP Nabelschnurvorfall Notfall-Reminder „Nabelschnurvorfall"	perinatale Asphyxie beim Neugeborenen Notfall-Reminder „Asphyxie beim Neugeborenen"
SOP Prä-peripartale Blutungen Notfall-Reminder „Prä-peripartale Blutungen"	SOP Hypothermiebehandlung Notfall-Reminder „Hypothermiebehandlung"
SOP Schulterdystokie Notfall-Reminder „Schulterdystokie"	SOP Management des Neugeborenen mit Mekonium-tingiertem Fruchtwasser Notfall-Reminder „Neugeborenes mit Mekonium-tingiertem FW"
SOP Vakuumextraktion Notfall-Reminder „Vakuumextraktion"	SOP Management des Neugeborenen mit V. a. kongenitalem Herzvitium Notfall-Reminder „Neugeborenes mit V.a. Herzfehler"
SOP Zwillingsgeburt Notfall-Reminder „Gemini"	SOP Indikation zur Intubation Notfall-Reminder „Indikation zur Intubation/Reintubation"
SOP Frühgeburt Notfall-Reminder „Frühgeburtsbetrebung (< 34. abgeschlossene SSW"	SOP Assistierte Beatmung Notfall-Reminder „Assistierte Beatmung im Kreißsaal"
SOP Drohende fetale Asphyxie Notfall-Reminder „Drohende fetale Asphyxie – schlechtes CTG"	SOP Late preterm Infant Notfall-Reminder „Late preterm infant"
Präpartaler Transport der Schwangeren Checkliste „Präpartaler Transport der Schwangeren"	Critical event checklist

Der nächste wichtige Schritt war das Zusammenführen von theoretischem Wissen, der SOPs und Checklisten mit einer theoretischen und praktischen Schulung des Behandlungsteams im Notfallmanagement.

Train-the-Trainer-Kurs

Jeweils zwei Mitarbeiter (ein Arzt/eine Ärztin und eine Hebamme, ein Krankenpfleger/eine Krankenpflegerin) aus jedem Krankenhaus wurden durch einen Trainerkurs zum bezirksinternen Trainer für geburtshilfliche Notfallsituationen ausgebildet. Der Train-the-Trainer-Kurs dauerte 3,5 Tage. Die Ausbildung wurde initial vom Human Simulation Center des Klinikums der Universität München (LMU) durchgeführt und wird seither eigenständig fortgeführt. Eine externe Supervision des Trainings erfolgte nach der Etablierung des Kursformates.

Diese Ausbildung befähigte Teilnehmer, klinikeigene Trainingseinheiten zu planen und durchzuführen.

Inhalte der Fortbildungseinheiten waren neben intensiven praktischen Übungen von simulierten geburtshilflichen Notfallsituationen:
- die Bedeutung von Simulationstraining im Risikomanagement
- die Schulung und Einschätzung von Non-Technical Skills
- der Aufbau von interdisziplinären geburtshilflichen Trainingsprogrammen (Welche Notfälle simulieren? Wie oft? Mit wem?)
- die Eigenschaften eines erfolgreichen Simulationstrainings in der Geburtshilfe.

Kursteilnehmer konnten nach der Einführungseinheit die Simulation, das Debriefing und die Erstellung von Szenarien praktisch üben. Jedem Kursteilnehmer wird Gelegenheit geboten, mehrmals selbst zu debriefen und dazu ein entsprechendes Feedback von den Trainern zu erhalten.

Simulationspuppen (Noelle S575 und Newborn Hal S3010 Gaumard) und die notwendige Audio-Video-Anlage wurden angekauft und in einem Simulationszentrum an der Fachhochschule Claudiana zusammengeführt. Wartung und Steuerung der Audio-Video-Anlage und der Simulatoren übernimmt ein EDV-Techniker der Claudiana.

5.3 Organisation und Qualitätssicherung

Um die landesweite, kooperative Idee des Projektes zu unterstreichen, wurde eine Durchmischung der Instruktoren aus mindestens zwei Bezirken und der Teilnehmerteams aus verschiedenen Krankenhäusern für jeden Trainingstag vorgesehen. Dies hat für die Instruktoren aber auch für die Teilnehmer den Vorteil des ständigen professionellen Austausches.

Die Trainingseinheiten wurden so geplant, dass an einem Trainingstag vier multiprofessionelle Teams aus vier verschiedenen Krankenhäusern zur Simulation eingeladen werden (s. Tab. 5.1).

Von Januar 2012 bis Dezember 2015 wurden im CSC insgesamt 845 Mitarbeiter im Rahmen der offiziellen CME-zertifiziertem Fortbildungsangebot geschult. 617 Mitarbeiter nahmen an den interdisziplinären geburtshilflichen und neonatologischen Simulation-Based-Team-Trainings und 173 Mitarbeiter an den Kursen für Reanimation und Stabilisierung der Neugeborenen im Kreißsaal teil. 52 Mitarbeiter der Landesnotrufzentrale (sechs Ärzte und 46 Krankenpfleger) besuchten den Kurs für das Management der Geburt im außerklinischen Rettungsdienst.

5.3 Organisation und Qualitätssicherung

Das gesetzte Ziel, alle Mitarbeiter, welche in den sieben Krankenhäusern des Sanitätsbetriebes in den geburtshilflich, neonatologisch und pädiatrischen Bereichen tätig sind, innerhalb von zwei Jahren zu schulen, wurde damit erreicht. Ein zeitnahes Wiederholungstraining scheint für den Lernerfolg wichtig zu sein [1].

Um eine Qualitätssicherung des Simulationstrainings durchzuführen, wurde 2014 nach jeder Fortbildung die Meinung der Teilnehmer evaluiert. Insgesamt wurden 380 Fragebögen ausgewertet (97 Prozent Rücklaufquote).

Die Antworten der Teilnehmer/innen, sei es des geburtshilflichen oder des neonatologischen Trainings, fielen sehr positiv aus. Die Organisation, die Kursstruktur, die Trainingsinhalte, Szenarien und Dauer werden durchaus positiv beurteilt. Beispiele zeigen die Abbildungen 5.2 und 5.3.

Von Teilnehmer/innen wird besonders das Debriefing (die Nachbesprechung) zu medizinischen Simulationsszenarien, die Fähigkeit der Instruktoren, Wissen zu ver-

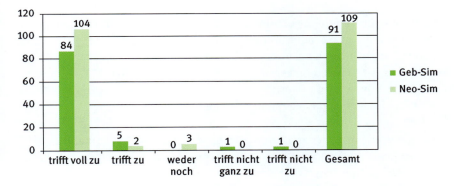

Abb. 5.2: „Ich hatte die Möglichkeit neue Erkenntnisse zu erwerben" (Evaluation 2014).

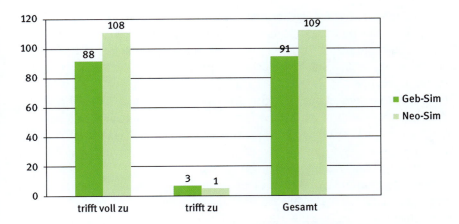

Abb. 5.3: „Die Trainingsinhalte waren für mich praxisrelevant" (Evaluation 2014).

mitteln, Probleme angemessen mit den Teilnehmern anzusprechen und die Diskussion konstruktiv zu moderieren, hervorgehoben.

5.4 Vernetzung und Zusammenarbeit

Die Gründung eines Simulationszentrums kann die Vereinheitlichung und Implementierung von Konzepten der Patientensicherheit in der Geburtshilfe in allen sieben Krankenhäusern gleichermaßen fördern. Ein wesentlicher Punkt besteht in der Möglichkeit, das Wissen und die Fähigkeiten von mehreren Akteuren im Bereich des Qualitäts- und Risikomanagements zusammenzuführen.

5.5 Stärken des Projekts „Sichere Kreißsäle"

- Das Trainingsprogramm für geburtshilfliche Abteilungen in Südtirol, deren Qualitätsherausforderungen aufgrund topografischer Gegebenheiten nicht durch Zentralisierung zu lösen sind, ist ein Projekt, das überregionale Beachtung findet.
- Das Projekt besitzt einen landesweiten, kooperativen Charakter.
- Trainingsmodule in einem externen Ort, fernab vom Arbeitsalltag des Veranstaltungsteilnehmers zu organisieren, hat sich bewährt.
- Die gleichzeitige Schulung von professionellen Teams aus sechs verschiedenen Krankenhäusern am gleichen Trainingstag bietet den Teilnehmern und Instruktoren die Möglichkeit eines effektiven, offenen Austausches von Expertisen, Erfahrungen, Stärken und Schwächen des eigenen Berufsalltages.
- Das Simulationstraining ermöglicht es, in einer geschützten Lernumgebung zu arbeiten und sein Wissen zu vertiefen. Die Simulationen werden als sehr realitätsnah empfunden.
- Das Debriefing, die offene Nachbesprechung von Simulationsszenarien spielt im SIM-Training eine zentrale Rolle für einen nachhaltigen Lernerfolg. SIM-Trainings tragen dazu bei, dass die Patientensicherheit eine zentrale Rolle für die Qualität der modernen Medizin spielt und dass diese nicht nur von der Performance des Einzelnen abhängt.
- SIM-Training stellt nicht nur für Berufseinsteiger, sondern auch für erfahrene Mitarbeiter eine wertvolle und nützliche Fort- und Weiterbildungsmöglichkeit dar. Es schafft unter den Mitarbeitern Vertrauen und Sicherheit für die tägliche Praxis [3].
- Das Trainingskonzept ist in die Ausbildung für Gesundheitsberufe (zum Beispiel in der Hebammenausbildung) integriert [5].
- Wir sind der Meinung, dass Simulationstraining für Behandlungsteams ein grundlegendes Element für ein effektives Risikomanagement ist. Die Geburtshilfe ist bislang die einzige Disziplin, in der ein Effekt auf relevante Outcome-Parameter (neurologisch beeinträchtigte Kinder) gezeigt werden konnte [4].

- Diese Fortbildungsmethode bewirkt mittel- und langfristig einen Kulturwandel im Umgang mit Fehlern und fördert nachhaltig die Patientensicherheit.
- In Zukunft wird auch für Akkreditierung einzelner Abteilungen die regelmäßige Teilnahme an solchen SIM-Trainings verpflichtend werden. Auch Versicherungsträger werden solche SIM-Trainings empfehlen.

5.6 Schwächen des Projekts „Sichere Kreißsäle"

- Die multidisziplinären SIM-Trainings können nur dann stattfinden, wenn auch alle beteiligten Berufsgruppen anwesend sind. Aufgrund eines Personalmangels, besonders bei Ärzten, werden etwa 30 Prozent der Teams ohne Arzt geschult. Dies ist im Sinne des optimalen Managements von Notfallsituationen nicht zielführend. Unsere Erfahrungen hierzu zeigen:
- Die Freistellung der Instruktoren für die Trainingstage gestaltet sich oft schwierig.
- Fragen der Finanzierung können für den Erfolg limitierend sein.

5.7 Ausblick und Erfolgsfaktoren

- Wesentliche Voraussetzungen für den Erfolg sind engagierte gut ausgebildete Trainer, motivierte Teilnehmer, eine gut ausgestattete Trainingseinrichtung, realistische Szenarien aus dem Berufsalltag.
- Für den Lernerfolg ist ein zeitnahes Wiederholungstraining wichtig.
- Die Erstellung einer Homepage und Datenbank erleichtert den Informationsfluss zwischen Simulationszentrum und den Teilnehmern.
- Für die Zukunft sind andere Berufsgruppen wie zum Beispiel Anästhesisten und Anästhesiepfleger miteinzubeziehen.
- Das SIM-Training sollte wissenschaftlich durch Forschungsarbeit begleitet werden.

Literatur

[1] Issenberg SB, Scalese RJ. Five Tips for a Successful Submission on Simulation-Based Medical Education. J Grad Med Educ. 2014 Dec; 6 (4): 623–625.
[2] Scholz C, persönliche Mitteilung.
[3] Siassakos D et al. The active components of effective training in obstetric emergencies. BJOG (5/2009), 1028–1032.
[4] Draycott T et al. Does training in obstetric emergencies improve neonatal outcome? BJOG (113) (2006), 177–182.
[5] W. Froebenius et al. Effekte von Peer Teaching in einem geburtshilflich-gynäkologischen Praktikum. Geburtsh Frauenheilk 2009; 69: 848–855.

Sichere Geburtshilfe können wir trainieren

6 Simulation in der geburtshilflichen Versorgung

Jens-Christian Schwindt

6.1 Simulation in der Neonatologie?

In der Geburtshilfe haben wir es zumeist mit gesunden Neugeborenen zu tun. Innerhalb von zehn bis 30 Sekunden nach der Geburt zeigen 85 Prozent aller reifen Neugeborenen eine suffiziente Spontanatmung. Bei etwa zehn Prozent setzt die Atmung unter einfachen Maßnahmen wie Trocknen und einer taktilen Stimulation ein. Lediglich fünf Prozent aller reifen Neugeborenen müssen nach der Geburt beatmet werden. Eine Intubation ist dabei in den seltensten Fällen notwendig. Nur etwa 0,1 Prozent benötigen eine volle Reanimation im Sinne von Beatmungen und Thoraxkompressionen und einer Medikamentengabe (s. Kap. 8.7 „Neonatale Erstversorgung") [1]. Auch in der folgenden Neonatalperiode treten lebensbedrohliche Zustände glücklicherweise sehr selten auf.

Ob und wie ein kritisch krankes Neugeborenes eine Notsituation überlebt, hängt neben der Umkehrbarkeit des pathologischen Zustandes einzig und allein von den Fähigkeiten und Fertigkeiten des behandelnden Teams ab. Diese Fähigkeiten lassen sich in der täglichen Praxis jedoch nicht erwerben. Daher ist es besonders in der Neonatologie und Pädiatrie eine geradezu ethische Verpflichtung, Simulationstrainings durchzuführen [2].

6.1.1 ERC-Guidelines und Crisis-Ressource-Management-Prinzipien

Theoretische Grundlage aller Reanimations- und Simulationstrainings in der Neonatologie sollten evidenzbasierte medizinische Handlungsempfehlungen wie die Reanimations-Guidelines des European Resuscitation Council (ERC) [1] und die Crew-Ressource-Management-Leitsätze sein.

Eine Besonderheit stellt die Versorgung von (extremen) Frühgeborenen dar. Bisher bestehen hier nur wenige evidenzbasierte Empfehlungen, unterschiedliche Konzepte führen wahrscheinlich zu ähnlichen Ergebnissen im Outcome. Das Fehlen etablierter, allgemein akzeptierter Guidelines führt derzeit dazu, dass die spezielle Frühgeborenensimulation noch wenig verbreitet ist. Tatsächlich variieren die Versorgungskonzepte von unreifen Frühgeborenen von Land zu Land, von Region zu Region und teilweise sogar von Dienstarzt zu Dienstarzt. Es hat sich jedoch gezeigt, dass klare institutionelle Richtlinien über das Vorgehen zum Beispiel an der Grenze der Lebensfähigkeit zu einer Outcome-Verbesserung der überlebenden Kinder führt [3]. Zwar fehlen evidenzbasierte Empfehlungen bisher, jedoch bieten lokale High-Fidelity-Simulationstrainings die Möglichkeit, hausinterne Versorgungsstandards zu entwickeln, zu etablieren und zu reevaluieren.

6.1.2 Reanimations- oder Simulationstraining? Does one size fits all?

Muss tatsächlich ein kritisch krankes Neugeborenes versorgt werden, sind diese Situationen hochkomplex, zeitkritisch und damit höchst anspruchsvoll. Trotzdem lassen sich die meisten Neugeborenen mit letztlich sehr einfachen Maßnahmen wie einer Beutel-Masken-Beatmung retten. Oft scheitert es jedoch an Banalitäten und besonders diese einfachen Maßnahmen bereiten auf Grund von fehlendem Training (häufig in der Kombination mit der Verwendung von ungeeignetem oder veraltetem Equipment) bereits größte Schwierigkeiten. Eine effektive Maskenbeatmung und die Durchführung suffizienter Thoraxkompressionen ist jedoch die Grundlage für die erfolgreiche Reanimation auch schwerst deprimierter Neugeborener. Führen die ersten Personen vor Ort (zumeist werden dies Hebammen und Geburtshelfer sein) diese Basismaßnahmen jedoch nicht oder nur ineffektiv durch, wird sich ein Neugeborenes auch mit einem durch einen Anästhesisten oder Kinderarzt gelegten Zugang und die Gabe von Adrenalin wahrscheinlich nicht retten lassen.

Medizinische Simulation erfreut sich in den letzten Jahren zunehmender Beliebtheit und die Forderung nach simulationsbasierten Trainings findet sich vermehrt in Qualitätssicherungsprogrammen, so auch in der Neonatologie. Dabei wird allerdings häufig übersehen, dass es wesentlich einfacher ist, ein Simulationszentrum mit Material zu bestücken, als ein erfolgreiches Simulationsprogramm zu entwickeln und dauerhaft zu betreiben. Ein Simulator ist schnell erworben. Viel schwieriger stellt sich die Ausbildung und Auswahl talentierter und enthusiastischer Trainer mit einem Verständnis für die besonderen Erfordernisse der Erwachsenenbildung, insbesondere in der Geburtshilfe und Neonatologie dar. Das Anlesen möglichst spektakulärer und komplexer Fälle aus Lehrbüchern, die Durchführung eines Trainings mit neonatologischen Simulatoren, welche die ausgesuchten Pathologien nicht realistisch simulieren können, oder ein für die Teilnehmer nicht relevantes Trainingsszenario (zum Beispiel Versorgung eines Neugeborenen mit Zwerchfellhernie in einer kleinen Geburtsklinik) wird zu keinem Erkenntnisgewinn und keiner Verbesserung der Fähigkeiten der Trainingsteilnehmer führen. Häufig führt dies lediglich zu einer zusätzlichen Verunsicherung im Team und hat damit einen gegenteiligen Effekt. Vor der Anschaffung eines neonatologischen Simulators müssen daher zunächst die Bedürfnisse der zu trainierenden Mitarbeiter evaluiert und dementsprechende Lernziele definiert werden.

Ein erfolgreiches lokales Ausbildungsprogramm muss den Möglichkeiten vor Ort und den Bedürfnissen der Trainingsteilnehmer Rechnung tragen. Ein komplexes und aufwendiges neonatologisches High-Fidelity-Simulationsprogramm mit Audio-Video-Debriefing in einer Geburtsklinik ohne Neonatologie wird daher weniger Einfluss auf das Outcome von kritisch kranken Neugeborenen haben als ein Low-Fidelity-Neugeborenen-Reanimationstraining mit Fokus auf die entscheidenden Basismaßnamen, welches in regelmäßigen Abständen durchgeführt werden kann.

6.1.3 Das „richtige" neonatologische Trainingsprogramm finden

Geburtskliniken ohne Neonatologie

Die Reanimations-Guidelines des European Resuscitation Council in ihrer aktuellen Fassung betonen, dass ein strukturiertes Ausbildungsprogramm für Standards und Fertigkeiten der Neugeborenenreanimation für jede geburtshilflich tätige Einrichtung unabdingbar ist [1]. In Geburtskliniken ohne Neonatologie sind im Rahmen eines neonatologischen Notfalls zumeist Hebammen und Geburtshelfer die ersten handelnden Personen vor Ort. Als Notfallteam werden in der Regel zunächst Anästhesie und Anästhesiepflege, möglicherweise ein Pädiater, der von außen in die Klinik kommt, oder ein neonatologisches Team einer mitversorgenden Klinik hinzugerufen.

Gerade die ersten Notfallmaßnahmen wie eine Maskenbeatmung und gegebenenfalls Thoraxkompressionen haben eine herausragende Bedeutung für die erfolgreiche Reanimation eines Neugeborenen und müssen von jedem mit der Versorgung von Neugeborenen betrauten beherrscht werden. Für das Erwerben dieser Fähigkeiten ist eine regelmäßige theoretische „Auffrischung" selbstverständlich nicht ausreichend, ein High-end-Simulationstraining jedoch nicht unbedingt notwendig.

Regelmäßiges simulationsbasiertes Training vor Ort im Kreißsaal oder Sectio-OP mithilfe einer einfachen Low-Fidelity-Neugeborenreanimationspuppe (zum Beispiel NewbornAnne, Fa. Laerdal) ist für das Erreichen der angestrebten Lernziele (Reanimationsmaßnahmen in den ersten Lebensminuten bis zum Eintreffen weiterer Hilfe) vollkommen ausreichend und bei regelmäßiger Durchführung (mindestens einmal jährlich für das gesamte Personal) hocheffektiv. Jeder Teilnehmer sollte beispielsweise in Mini-Szenarien die Gelegenheit bekommen, für ihn relevante Situationen zu trainieren. Um den Lernerfolg für den einzelnen und das Team zu maximieren, können diese Szenarien bezüglich ihres Schwierigkeitsgrades eskalieren (s. Tab. 6.1). Der Schwerpunkt der Trainings sollte hierbei nicht auf der Intubation einer Reanimationspuppe liegen, welche in der Realität einer Neugeborenenreanimation primär nur äußerst selten notwendig ist, sondern vor allem auf der effektiven Beatmung und weiteren Reanimationsmaßnahmen. Low-Fidelity-Trainings vor Ort eigenen sich darüber hinaus ideal dazu, die effektive Verwendung des vorliegenden Equipments regelmäßig zu trainieren (zum Beispie effektives EKG-Monitoring und Verwendung des Perivent).

Tab. 6.1: Lernziele und Szenarien in der Neonatologie.

Lernziele	Szenarioverlauf	Szenariovorschlag
Szenario 1: Wärmen, Trocknen, freie Atemwege	Routineversorgung	gesundes Neugeborenes nach Spontangeburt
Szenario 2: Maskenbeatmung (Verwendung Perivent, Beutel)	Kind erholt sich bereits unter den ersten Beatmungen	Neugeborenes mit Schnapp- atmung (nach unauffälligem CTG)

Tab. 6.1: (fortgesetzt)

Lernziele	Szenarioverlauf	Szenariovorschlag
Szenario 3: Bedeutung effektiver Beatmungen und effektive Feststellung der Herzfrequenz (unter anderem Bedeutung des EKG-Monitorings)	Kind erholt sich unter prolongierten Beatmungen	Neugeborenes ohne Spontanatmung nach Sectio
Szenario 4: Bedeutung und Verwendung alternativer Atemwege in der Neonatologie	Kind lässt sich mithilfe eines Zwei-Hände-Esmarch-Handgriff und Guedel-Tubus beatmen	Neugeborenes mit Pierre-Robin-Syndrom
Szenario 5: Bedeutung und Durchführung von Thoraxkompressionen (Jeder Trainingsteilnehmer soll Thoraxkompressionen in Kombination mit Beatmungen im Team durchführen)	Kind erholt sich nach kurzer Phase Thoraxkompressionen	schwer beeinträchtigtes Neugeborenes ohne Spontanatmung nach Vakuum-Extraktion
Szenario 6: Vorgehen bei Mekonium	Kind erholt sich unter prolongierten Beatmungen	mekoniumverschmiertes, nicht-vitales Neugeborenes nach protrahierter Geburt
Szenario 7: Notfallzugänge in der Neonatologie (intraossär versus NVK), Adrenalingabe, idealer Intubationszeitpunkt	Kind muss reanimiert werden, Zugang, Medikamentengabe, gegebenenfalls Intubation	avitales Neugeborenes nach Akut-Sectio bei vorzeitiger Plazentalösung

Geburtskliniken mit Neonatologie

In Kliniken mit Neonatologie sind zumeist neonatologische Teams für die primäre Versorgung kritisch kranker Neugeborener zuständig. Dabei ist die Reanimation eines besipielsweise asphyktischen Neugeborenen auch für diese Teams keine tägliche Routine. Vor allem in Neonatologien werden mitunter die Strategien zur Versorgung unreifer Frühgeborener mit den Maßnahmen zur Reanimation asphyktischer Neugeborener vermischt. Unreife Frühgeborene sind spontan atmend und benötigen nach der Geburt in den meisten Fällen lediglich sanfte unterstützende Maßnahmen wie eine Atemunterstützung mittels PEEP-Vorlage. Neonatologen sind es daher gewohnt, diese Kinder sehr sorgsam und so wenig invasiv wie möglich zu behandeln. Eine aggressive intensivmedizinische Therapie ist hier oft kontraproduktiv und führt selten zu einer Verbesserung des Outcomes. Da neonatologische Teams deutlich häufiger

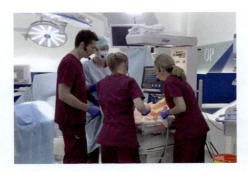

Abb. 6.1: Interdisziplinäres perinatologisches Simulationstraining
© mit freundlicher Genehmigung von Dr. Jens-Christian Schwindt.

unreife Frühgeborene versorgen, führt das Abrufen der üblichen Maßnahmen bei der Versorgung von asphyktischen reifen Neugeborenen allerdings häufig zu einer fatalen Zurückhaltung. So werden von neonatologischen Teams Thoraxkompressionen häufig nur sehr zögerlich durchgeführt. Auch für diese Teams sind daher regelmäßige Low-Fidelity-Reanimationstrainings als Grundlage für High-Fidelity-Teamsimulationstrainings sinnvoll.

Für das Training nicht technischer Fertigkeiten wie der Aufgabenverteilung im Team, eine effektive Kommunikation, Situationsbewusstsein, Entscheidungsfindung in kritischen Situationen und Führungsverhalten eignet sich die High-Fidelity-Simulation mit Audio-Video-Debriefing. Diese Trainings sind insgesamt aufwändiger und bedürfen einer intensiven Planung. Neonatologische High-Fidelity-Simulation muss von einem erfahrenen neonatologischen Team aus Ärzten und Pflegekräften durchgeführt werden. Zwar müssen die Grundlage dieser Trainings evidenzbasierte Versorgungsrichtlinien sein, persönliche Erfahrungen des Trainerteams mit neonatologischen Notfallsituationen sind jedoch von unschätzbarem Wert für ein erfolgreiches Simulationsprogramm. Dies gilt vor allem für die Versorgung von Frühgeborenen (s. o.).

6.1.4 Interdisziplinäres Teamtraining

Die Königsdisziplin perinatologischer Simulation liegt sicher in interdisziplinären Trainings aller in der Geburtshilfe beteiligten Berufsgruppen (Abb. 6.1). High-Fidelity-Simulationstrainings vor Ort im interdisziplinären Team können die Teamperformance (technische Skills und Zusammenarbeit) verbessern und zu einer Reduktion von Zwischenfällen führen [4]. Diese Simulationen sind allerdings an sich hoch komplex und müssen für alle Berufsgruppen durchgehend interessant und relevant gestaltet werden. Die Durchführung dieser Trainings erfordert daher einen hohen Organisationsgrad und ein hohes Maß an Professionalität und Erfahrung des Trainerteams.

Erfahrungsgemäß ist es einfacher, ein Simulationsprogramm mit weniger aufwändigeren Trainings zu starten und im Verlauf mit zunehmender Expertise des Trainerteams auszubauen anstatt die Ziele zu Beginn zu hoch zu stecken. Dies führt zwar häufig zu schönen Bildern für PR-Abteilungen, selten jedoch zu qualitativ hochwertigen Trainings.

6.1.5 Real-Life-Videodebriefing

Zunehmende Bedeutung bekommen in der Neonatologie videogestützte Nachbesprechungen realer Notfälle [5]. Das Filmen echter Reanimationssituationen insbesondere Neugeborenenreanimationen stellt sich in der Umsetzung in der Klinik jedoch als schwierig dar. Das versorgende Team fühlt sich häufig unwohl bei dem Gedanken, in einer realen Notfallsituation gefilmt zu werden. Dazu kommt die Sorge, im Nachhinein mit einem schwerwiegenden Fehler einerseits konfrontiert zu werden und andererseits vor den juristischen Folgen einer dokumentierten vermeintlich fehlerhaften Behandlung. Häufig werden diese Videos daher ohne Ton aufgenommen und es sind nur die Hände der handelnden Personen zu sehen. Als echte Maßnahme zur Qualitätssicherung ist dies wahrscheinlich nicht sinnvoll, da speziell die nicht-technischen Aspekte kaum beurteilt werden können. Diese stellen allerdings die Grundlage von bis zu 80 Prozent aller Fehlleistungen dar. Möglicherweise können regelmäßige Simulationstrainings mit Audio-Video-Debriefings dazu beitragen, die Hemmschwelle einer Videoaufzeichnung in Realsituationen für die Mitarbeiter zu senken. Grundsätzlich ist für die standardisierte Aufzeichnung von echten Reanimationssituationen als Basis für eine konstruktive Nachbesprechung eine grundlegende Veränderung der Sicherheitskultur in der Medizin notwendig.

Literatur

[1] Wyllie, J. et al. European Resuscitation Council Guidelines for Resuscitation 2015: Section 7. Resuscitation and support of transition of babies at birth. Resuscitation, 2015. 95: p. 249–263.
[2] Ziv, A. et al. Simulation-based medical education: an ethical imperative. Simul Healthc, 2006. 1(4): p. 252–256.
[3] Rysavy, MA et al. Between-hospital variation in treatment and outcomes in extremely preterm infants. N Engl J Med, 2015. 372 (19): p. 1801–1811.
[4] Rubio-Gurung et al. In situ simulation training for neonatal resuscitation: an RCT. Pediatrics, 2014. 134 (3): p. e790–797.
[5] Rudiger, M et al. Pathophysiology of neonatal transition and meaningful measures for the initial stabilisation of extremely premature neonates. Z Geburtshilfe Neonatol, 2012. 216(5): p. 201–204.

Christiane Schwarz

6.2 Simulation in der Hebammen Aus- und Weiterbildung

Auch in der Aus-, Fort- und Weiterbildung von Hebammen in Deutschland ist der Einsatz von Simulation inzwischen keine Ausnahme mehr. Dabei werden mit einer Reihe von methodisch-didaktischen Ansätzen unterschiedliche Ziele verfolgt.

6.2.1 Ausbildung in Routinesituationen/Skills-Lab

In der Ausbildung an Berufsfachschulen und Hochschulen wird ein fließender Übergang zwischen der Übung rein handwerklicher Fähigkeiten am Phantom (Skills-Training) bis hin zum Erlernen und Ausführen von ganzen Handlungsabläufen mithilfe von Manikins sichtbar [1, 2]. Das bezieht nicht notwendigerweise sofort auf klinische Szenarios, sondern kann zunächst bestimmte Ausschnitte aus klinischen Standardsituationen thematisieren wie beispielsweise die Durchführung einer vaginalen Untersuchung an einer Frau (Simulationspatientin mit Modell) in verschiedenen Positionen (in der Gebärwanne, auf dem Hocker, in Seitenlage). Sukzessive können diese Übungssituationen mit didaktischen Elementen angereichert werden, wie sie aus dem Notfall-Simulationstraining bekannt sind. So entwickelt sich aus den theoretisch erworbenen Wissensgrundlagen die praktische Einübung eines Handgriffes, gefolgt von der komplexeren Ausführung des gesamten notwendigen Ablaufs (Desinfektion, Bereitstellung der nötigen Hilfsmittel) bis hin zur Kommunikation mit der schwangeren Frau und ihrer Begleitpersonen [2]. Daraufhin können solche Situationen in der Gruppe geübt und gemeinsam reflektiert werden. Erst jetzt werden komplexere Situationen als Szenarios dargestellt, wobei die Auszubildenden als Simulationspatientinnen mit Low-Fidelity-Simulatoren ausgestattet werden.

Strukturierte Fallbesprechungen mit Simulation in der Ausbildung
Die Studentinnen oder Schülerinnen der Hebammenkunde erhalten als Auftrag während der Praxisphasen, lehrreiche oder interessante erlebte Situationen als schriftliche Fallreflexion zu bearbeiten. Aus diesen Aufzeichnungen können auf Wunsch Fallszenarios mit schlichten Drehbuchanweisungen erarbeitet werden. Im Anschluss an die Praxisphasen können im Seminar an der Schule oder Hochschule diese Situationen als Hybridsimulation nachgespielt und in einer gemeinsamen, moderierten Fallbesprechung nachbereitet werden. Für mögliche erlebte Konfliktsituationen können Lösungsstrategien entwickelt und diskutiert werden [3].

Notfallsimulation in der Ausbildung
Wie bei den Notfallsimulationsübungen mit dem gesamten geburtshilflichen Team ist auch in der Ausbildung die Übung und Reflexion von geburtshilflichen Notfallsituatio-

nen mithilfe von Simulation ein hilfreiches und sinnvolles methodisches Element für das Erreichen der gewünschten Kompetenzstufe [4]. Die Studierenden erlernen zunächst den theoretischen Hintergrund und die aktuellen Handlungsempfehlungen zu dem entsprechenden Notfall. Dabei wird im Sinne des evidenzbasierten Vorgehens der mögliche Zusammenhang zwischen dem eingetretenen Notfall und einer oder mehreren vorausgegangenen Interventionen reflektiert – aktive Notfallvermeidung. So werden beispielsweise die potenziellen Zusammenhänge zwischen der Rückenlage, Wehenmittelgabe, Beschleunigung der Austreibungsphase durch den Handgriff nach Kristeller, vaginaloperativen Geburten und dem Eintreten einer Schulterdystokie analysiert.

6.2.2 Simulation in der Hebammen Fortbildung

Seit einigen Jahren wird das Simulationstraining auch für Hebammen in Notfall-Fortbildungen sowohl mono- als auch interdisziplinär immer häufiger eingesetzt. Die Nachfrage nach solchen Trainings ist groß. Hands-on-Workshops am Phantom galten in früheren Jahren noch als innovativ. Inzwischen wird deutlich, dass die Beschränkung auf das Üben handwerklicher Fertigkeiten bei der Lösung mechanischer geburtshilflicher Probleme (Schulterdystokie/regelwidrige Beckenendlagengeburt) nicht ausreicht, um komplexe Notsituationen im Team souverän zu handhaben. Strukturiertes Vorgehen und exakte Kommunikation im Team lassen sich effektiv nur in der Durchführung und Nachbesprechung erlernen, üben, reflektieren und verbessern. Für die Durchführung von Simulations-Notfalltrainings stehen eine Reihe von Lösungen mit Simulatoren aus dem Low-Fidelity- und dem High-Fidelity-Bereich zur Verfügung [6].

6.2.3 Low-Fidelity-Simulation

Im Low-Fidelity-Training werden Simulatoren oder Phantome bzw. Manikins eingesetzt, die ohne elektronische Unterstützung auskommen können. Für diese steht inzwischen umfangreiches elektronisches Zubehör zur Verfügung, falls das gewünscht ist. Generell kommen diese Simulatoren zum Einsatz, um mit wenig finanziellen und/ oder personellen Ressourcen Trainings durchzuführen. Dabei werden weniger die Skills als vielmehr Abläufe und kommunikative Aspekte geübt. Zu den Vorteilen des Low-Fidelity-Trainings gehört insbesondere, dass es ortsunabhängig einfach, schnell, kostengünstig und personalextensiv genutzt und in allen Bereichen (Aus- und Fortbildung; mono- und interdisziplinär) eingesetzt werden kann. Neben der Ergänzung durch elektronisches Zubehör (beispielsweise mit einem Vitalzeichen-Monitor) können mit etwas Fantasie auch eigene Kreationen geschaffen werden (s. Abb. 6.2).

Die Low-Fidelity-Simulatoren werden immer von einer Simulationspatientin bedient. Ist dies eine auszubildende Hebamme, wird sie sich für dieses Rollenspiel außerordentlich gut mit dem geburtshilflichen Problem vertraut machen und hat so

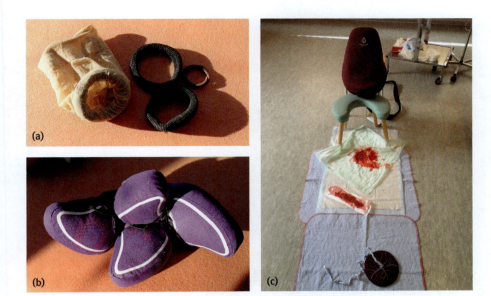

Abb. 6.2: a) Zubehör zum Simulationstraining „Wohl & Wehe" [7, 8]: ein „Muttermund" aus Haargummi an einer „Strumpf-Zervix"; b) eine „ödematöse Vulva" aus Hundespielzeug; c) Bioketchup als Blut, „grünes Fruchtwasser" für die Verlegung der Atemwege aus Gummibärchen, Tomatenmark-Götterspeise-Mischung für „Koagel".

ein weiteren Vorteil durch die Teilnahme. Wie weiter oben beschrieben, reicht die Bandbreite von Inhalten für diese Trainings von physiologischer Geburtshilfe bis hin zu dramatischen Notfallszenarios.

6.2.4 „HerView"™, ein Patientinnen-zentriertes Debriefing

Eine neueres Konzept des Simulationstrainings ist „HerView"™, das für das Low-Fidelity-Training „Wohl & Wehe entwickelt wurde [7, 9]. Hier trägt die Simulationspatientin eine Action-Cam am Kopf, die den Notfall aus der Perspektive der Frau aufzeichnet. Im Anschluss an das reguläre Debriefing wird eine weitere Reflexion des Teams und der Zuschauer mithilfe dieser Aufzeichnung moderiert. Eine erste Auswertung von 90 Fragebögen aus diesen Trainings zeigt eine signifikante Erhöhung der Einschätzung der Wichtigkeit und eine signifikant gestiegene Sensibilität der Fachleute aus allen Berufsgruppen (Hebammen/Ärztinnen) für die Perspektive der Frau [9] (Publikation in Vorbereitung). Besonders die Wahrnehmung des Notfallmanagements und der Kommunikation bei einer Patientin in Rückenlage oder Vierfüßlerstand führt immer wieder zu erschrockenen Reaktionen und kritischer Selbstreflexion.

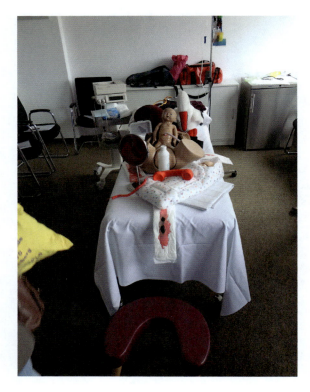

Abb 6.3: Vorbereitung für das Low-Fidelity-Training „Wohl & Wehe" im Konferenzraum.

Literatur

[1] Catling C et al. Simulation workshops with first year midwifery students. Nurse Educ Pract 2015; Available from: http://www.ncbi.nlm.nih.gov/pubmed/26777872.
[2] Power T et al. Plastic with personality: Increasing student engagement with manikins. Nurse Educ Today 2015; Available from: http://www.sciencedirect.com/science/article/pii/S0260691715005031.
[3] Levett-Jones T, Lapkin S. A systematic review of the effectiveness of simulation debriefing in health professional education. Nurse Educ Today 2014; 34: e58–e63.
[4] Cooper S et al. Simulation based learning in midwifery education: A systematic review. Women Birth 2012; 25: 64–78.
[5] Schwarzkopf SR et al. Current teaching, learning and examination methods in medical education and potential applications in rehabilitative issues. Rehabilitation (Stuttg) 2007; 46: 64–73.
[6] Crofts JF et al. Training for shoulder dystocia: a trial of simulation using low-fidelity and high-fidelity mannequins. Obstet Gynecol 2006; 108: 1477–1485 Available from: http://www.ncbi.nlm.nih.gov/pubmed/17138783
[7] Schwarz C et al. Simulationstraining: „Wohl und Wehe" Christiane Schwarz, Patricia Gruber und Almut Störr über ihr Konzept zum Training von Notfallsituationen. Dtsch. Hebammen-Zeitschrift 2015.
[8] Gruber P et al. Simulation im Kreißsaal: Spielzüge im Rollenmix. Dtsch. Hebammenzeitschrift 2012.
[9] Schwarz C et al. „Never seen it this way" – changing perspectives in obstetric emergency training. In: Xth Normal Labour&Birth Research Conference. Grange over Sands: Vortrag, 2015.

Karin Becke, Thomas Kieber

6.3 Geburtshifliche Simulation in der Anästhesie

6.3.1 Simulation – eine besondere Form des Trainings

Die Simulation als Trainingsform wurde in der Anästhesiologie bereits in den 1960er Jahren eingeführt. Primär ging es um das reine Training der Narkoseeinleitung für einzelne Anästhesisten mit dem Ziel, das klinische Lernen auf diese Weise zu verkürzen und mehr Erfahrung durch die Übung am Simulator zu sammeln. Es handelte sich um einfache Prototypen („SimOne" [1]), die aber bereits die fünf wesentlichen Komponenten enthielten: Computer, Interface, Instruktorenkonsole, Anästhesiegerät und das eigentliche Simulationsmanikin mit der Möglichkeit, physiologische Reaktionen zu simulieren wie Atmung mit Thoraxbewegung, Herzfrequenz, Pulse, Blutdruck oder Pupillenreaktion (s. Abb. 6.4).

Im Jahre 2016 ist die Simulation ein in der Anästhesie, Notfall- und Intensivmedizin weit etabliertes Verfahren, das inzwischen den Eingang in die Facharztausbildung gefunden hat – gleichwohl sind Hochrisikobereiche der Industrie der klinischen Medizin weit voraus.

Moderne Fullskale-Simulatoren ermöglichen differenzierte Einsätze in den verschiedensten Bereichen. Das Training wird von den Teilnehmern meist sehr gut angenommen, kompentent geleitete Nachbesprechungen (Debriefing) sind eine weithin akzeptierte Form von Feedback, um Verbesserungen anzustoßen, was sowohl für die individuelle als auch die institutionellen Ebene gilt.

Grundsätzlich sind verschiedene Ansätze der Simulation zu unterscheiden: Erstens das *Skills-Training* mit dem Schwerpunkt der Aneignung von technischen Fer-

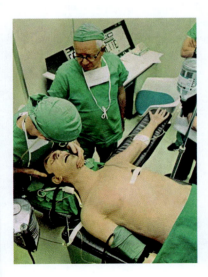

Abb. 6.4: Sim One – der erste Anästhesiesimulator (Quelle: „The patient that always comes back". National Geographic Nov 1970, p. 596–597).

tigkeiten, zweitens das *Teamtraining* mit klarem Fokus auf Teaminteraktion und -kommunikaton und Krisenmanagement und drittens die *Überprüfung der Arbeitssysteme*, zum Beispiel die Simulation von Notfällen zur Testung bestehender Sicherheitssysteme und -algorithmen innerhalb des gesamten Krankenhauses [2].

6.3.2 Individuelles Training

Sowohl für das Training von Allgemein- als auch von Regionalanästhesie-Techniken sind Simulatoren geeignet. Es existieren verschiedene, teilweise sehr einfache Modelle, an denen sich beispielsweise die rückenmarksnahe Punktion „im Trockenen" üben lässt [3].

Eine ganz wesentliche Kompetenz im Kreißsaal ist die fachkundige Sicherung des Atemwegs. Atemwegsprobleme treten signifikant häufiger in der geburtshilflichen Anästhesie auf, ursächlich ist neben der veränderten Anatomie und Ödemneigung unter Schwangerschaft und Geburt vor allem die signifikant geringere Hypoxietoleranz. Studien konnten zeigen, dass Atemwegs-Training im Simulator die Performance verbessert und die Erfolgsrate für die endotracheale Intubation erhöht [4].

Trotz der positiven Datenlage steht der definitive Nachweis aus, dass die Verbesserung der individuellen Performance auch zu einer Verbesserung des Patienten-Outcomes führt [5].

6.3.3 Teamtraining

Kritische Situationen in der Geburtshilfe erscheinen geradezu prädestiniert für das interdisziplinäre und multiprofessionelle Training mittels Simulation. Der Kreißsaal kann als Hochrisikobereich des Krankenhauses definiert werden und birgt immer wieder herausfordernde Krisensituationen für alle an der Behandlung beteiligten Fachdisziplinen und Berufsgruppen. Dieses Team umfasst in der Regel sehr viele Mitglieder aus verschiedenen Berufsgruppen und Fachdisziplinen. Dies sind Gynäkologen, Hebammen, Anästhesisten, Neonatologen, Anästhesie-Pflegekräfte, OP-Pflegekräfte sowie Kinder-/Intensivpflegekräfte.

Typische Beispiele für interdisziplinäre geburtshilfliche Notfälle sind:
- peripartale Blutung
- Schulterdystokie
- Notsectio
- Fruchtwasserembolie
- Reanimation im Kreißsaal

Allen diesen kritischen geburtshilflichen Situation ist gemeinsam, dass sie selten sind – ein *training-on-the-job* ist daher nicht möglich – und dass sie ein rasches und zielgerichtetes Handeln des gesamten Teams erfordern. Erschwerend kommt hinzu, dass die typischen Notfallszenarien in der Geburtshilfe trotz allen medizinischen Fortschrittes immer noch mit einer hohen Mortalität einhergehen und dass zumeist zwei Patienten betroffen sind, die (wache!) Mutter und das ungeborene Kind, was zu einer erheblichen psychologischen Belastung der Teammitglieder führen kann.

Vor allem in Krisensituationen ist die Teamaktion maßgeblich geprägt von Verständnis für die Denk- und Vorgehensweisen aller beteiligten Disziplinen und Berufsgruppen. Es ist bekannt, dass Simulationstraining im Team zu Verbesserungen der klinischen Fähigkeiten in vielen Bereichen führen kann [6] so auch in der Teamkommunikation, der Sicherheit des Arbeitsumfeldes, der Sicherheit und Ruhe bei Entscheidungen, im Aufmerksamkeitsniveau sowie im frühen Anfordern von Hilfe.

Für die kompetente Notfallbehandlung sind klar geregelte Handlungsstrategien (Algorithmen, Standard Operating Procedures) mit transparenter Handlungsverteilung und Kommunikationsstruktur eine wichtige Voraussetzung, etliche Algorithmen sind in den Kliniken aber auch von verschiedenen Fachgesellschaften entwickelt und publiziert worden. Mittels Simulation können verschiedene Ebenen von kritischen Situationen bearbeitet werden, ohne dabei Patienten zu gefährden [7]:
– Beschäftigung mit der praktischen Umsetzung der wesentlichen Behandlungsschritte (Kurzanamnese, Notfalldiagnostik, -therapie)
– Reduktion von fachlichen Fehlern
– Verbesserung der Kommunikation
– Optimierung der Teamarbeit

6.3.4 Überprüfung des Arbeitsumfeldes

Ein wahrscheinlich unterschätzter Bereich, der mittels Simulation sehr wirksam überprüft und optimiert werden kann, ist das Arbeitsumfeld bzw. die Arbeitsumgebung. Diese betrifft weniger die einzelne Leistung von Teammitgliedern oder die Teamperformance, sondern das gesamte Arbeitssystem. Voraussetzung ist die Simulation im realen Umfeld, also typischerweise im Kreißsaal, im Notsectio-OP oder auf der geburtshilflichen Station mit realistisch nachgestellten Teams.

Die Arbeitsbereiche, in denen sich geburtshilfliche Notfälle ereignen sind häufig sogenannte „Remote Areas". Sie sind für viele Mitarbeiter relativ unbekannt, das Team arbeitet unter zeitkritischen, erschwerten Bedingungen außerhalb der sonst gewohnten und gut bekannten Umgebung. Umso wichtiger erscheint es, diese Umgebung nicht nur technisch auszustatten und adäquat apparativ einzurichten, sondern auch die Arbeitssysteme zum Beispiel mittels Simulation zu überprüfen. Zu den zu prüfenden Systemen zählen unter anderem ein standardisierter Notruf, der alle Teammitgleider erreicht, eine valide Referenz-Uhrzeit, die für alle Berufsgruppen gleich definiert und angezeigt wird, interdisziplinäre Algorithmen für verschiedene Notfallszenarien, aber auch situative Gegebenheiten wie die Verfügbarkeit von Medikamenten und Equipment sowie die Arbeitsplatzergonomie.

Mittels Simulation können Fehler im System aufgedeckt werden, ohne dabei Patienten zu gefährden und Mitarbeiter in Krisensituationen zu bringen. Nach einer Analyse können Verbesserungen etabliert werden, die anschließend im klinischen Alltag implementiert werden müssen. Dafür eignen sich beispielsweise die bekannten Plan-Do-Check-Act-Zyklen des Qualitätsmanagements.

6.3.5 Konkrete Herausforderungen in der Weiterbildung geburtshilflicher Anästhesie

Die anästhesiologische ärztliche Weiterbildung im Kreißsaal stellt viele Abteilungen vor erhebliche logistische Probleme. Es ist eine Rotationsstelle, der in der Regel mit großem Respekt begegnet wird. Anästhesie im Kreißsaal fordert besondere handwerkliche Fertigkeiten; Anästhesie im Kreißsaal ist maximal exponiert gegenüber Müttern, Vätern, Hebammen und anderen Fachdisziplinen; Sie sieht sich der oft unvertrauten Physiologie einer Schwangerschaft gegenüber und weiß um die extrem zeitkritischen Notfälle, welche das gesamte Spektrum anästhesiologischer Expertise einfordern können.

Welche Fähigkeiten müssen Anästhesisten und Anästhesistinnen erlernen, bevor sie sicher selbstständig im Kreißsaal arbeiten können und wie kann der dazu notwendige Kompetenzerwerb durch Simulation unterstützt werden?

Anlage von Periduralkathetern

Das Anlegen einer geburtshilflichen Periduralanästhesie unterscheidet sich technisch nicht grundsätzlich von der Anlage einer PDA außerhalb des Kreißsaals. Die meisten lumbalen PDAs werden in der Geburtshilfe gelegt. Daher ergibt sich hier für angehende Anästhesisten häufig die Gelegenheit, erste eigene praktische Erfahrung zu sammeln. Die spezielle oft emotionale Situation im Kreißsaal und eine durch Wehenschmerz in ihrer Mitarbeit eingeschränkte Gebärende erschweren die Anlage allerdings oft erheblich. Vor der ersten eigenen PDA-Anlage im Kreißsaal ist es deshalb empfehlenswert, dass Assistenzärzte zuerst an Modellen lernen (s. Abb. 6.5). Ein Schlüsselerlebnis beim Legen der ersten Periduralkatheter ist das Gefühl des Widerstandsverlustes (LOR: Loss of Resistance) beim Durchtritt der Tuohy Nadel durch das Ligamentum flavum. Sobald dieses typische Gefühl an der Tuohy Nadel erfahren wurde, steigt in der Regel die Trefferquote der Assistenzärzte erheblich. Eine gute Möglichkeit, diesen LOR mit einfachen Methoden zu simulieren, ist das Üben an Obst. Obst ist einfach zu beschaffen und kostengünstig. Unsere Erfahrung deckt sich hier mit der Studie von Raj et al. [6], dass besonders unreife Bananen dem LOR am Nächsten kommen. Wenn in der ausbildenden Klinik kommerziell erhältliche Skills-Trainer zur PDA-Anlage vorhanden sind, sollten diese ebenso für die Weiterbildungsassistentenausbildung in der Anästhesie benutzt werden.

In einem zweiten Ausbildungsschritt ist das Mitführen der Tuohy Nadel durch den erfahrenen Anästhesisten eine gute Möglichkeit, die erste reale PDK-Anlage der Wei-

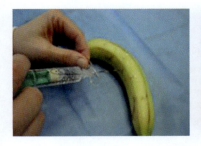 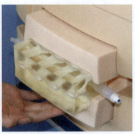

Abb. 6.5: Einfacher PDA-Simulator und Epidural-Anaesthesia-Simulator, Fa. Limbs and Things, Bristol, UK.

terbildungsassistenten anzuleiten. Dadurch gewinnen die Lernenden an Sicherheit und Patientenschäden (zum Beispiel akzidentelle Duraperforationen) werden unwahrscheinlicher.

Difficult Airway Management

Der Anteil der Allgemeinanästhesien bei Kaiserschnittentbindungen ist in den vergangenen 30 Jahren kontinuierlich zurückgegangen. Die heutigen Weiterbildungsassistenten haben somit nur noch selten die Gelegenheit, im Kreißsaal Intubationsnarkosen bei Schwangeren zu sehen oder selbst durchzuführen [7]. Der anästhesiologische Goldstandard bei Notkaiserschnitten ist jedoch weiterhin die Intubationsnarkose, durchgeführt als RSI. Insbesondere die Tatsache einer zehnfach höheren Inzidenz von schwierigen Atemwegssituationen bei Schwangeren bedingt, dass Anästhesisten einen Algorithmus zum Difficult Airway Management trainiert haben, bevor sie selbständig im Kreißsaal tätig werden. Dieser Algorithmus sollte klare in der jeweiligen Klinik praktikable Handlungsempfehlungen für diese lebensbedrohliche Situation enthalten. Eine gute Vorlage für ein Training und die Erarbeitung eigener Ablaufschemata kann der Masteralgorithmus der OAA/DAS 2015 darstellen.

Die Abläufe können an einem einfachen Airway Management Trainer (s. Abb. 6.6) geübt werden.

Insbesondere beim interdisziplinären Kreißsaal-Teamtraining können Weiterbildungsassistenten zusammen mit erfahrenen Anästhesisten unter dem simulierten Zeitdruck einer Notsectio-Situation mit schwierigem Atemweg sehr intensive Lernerfahrungen sammeln.

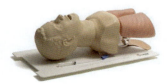

Abb 6.6: Laerdal-Airway-Management-Trainer.

Literatur

[1] Abrahamson S et al. Effectiveness of a simulator in training anesthesiology residents. The Journal of Medical Education. 1969; 44: 515–519.
[2] Wenk M, Pöpping DM. Simulation for anesthesia in obstetrics. Best Pract Res Clin Anaesthesiol 2015; 29: 81–86.
[3] Vaughan N et al. A review of epidural simulators: where are we today? Med Eng Phys 2013; 35: 1235e50.
[4] Goodwin MW, French GW. Simulation as a training and assessment tool in the management of failed intubation in obstetrics. Int J Obstet Anesth 2001; 10:273e7.
[5] McIntosh CA. Lake Wobegon for anesthesia ... where everyone is above average except those who aren't: variability in the management of simulated intraoperative critical incidents. Anesth Analg 2009; 108: 6–9.
[6] Freeth D, et al. Multidisciplinary obstetric simulated emergency scenarios (MOSES): promoting patient safety in obstetrics with teamwork-focused interprofessional simulations. J Contin Educ Health Prof 2009; 29: 98–104.
[7] Gardner R et al. Obstetric simulation as a risk control strategy: course design and evaluation. Simul Healthc 2008; 3: 119–127.

Benedikt Sandmeyer, Maria Champeimont, Stefan Hutter,
Céline Jasper-Birzele, Michael Storz, Bert Urban

6.4 Geburtshilfliche Simulation im Rettungsdienst

6.4.1 Einleitung

Im Laufe der vergangenen Jahre haben sich die Rahmenbedingungen in der geburtshilflichen Ausbildung des Rettungsdienstpersonals grundlegend geändert. War es früher mehr als 90 Prozent der Praktikanten möglich, im Rahmen des Klinikpraktikums, eine Geburt zu erleben, so ist dieser Anteil heute auf unter zehn Prozent gesunken. Die Gründe dafür sind sehr vielschichtig, zum einen wurden die geburtshilflichen Abteilungen an den Kliniken geschlossen, zum anderen gibt es Vorbehalte bei den Hebammen bzw. den Entbindenden oder es scheitert an organisatorischen Hindernissen.

Dies führte dazu, dass die Ausbildung in geburtshilflichen Notfällen sehr theorielastig geworden ist und die Auszubildenden oftmals keinerlei praktische Erfahrungen und Fertigkeiten zum Ende der Ausbildung vorweisen konnten. So verwundert es nicht, dass es häufig zu Rückmeldungen kommt, aus denen hervorgeht, dass sich die jungen Kolleginnen und Kollegen bei den entsprechenden Einsätzen völlig hilflos und unvorbereitet gefühlt hatten.

Die seit vielen Jahren erfolgreiche Anwendung von Simulation im Rahmen der praktischen Rettungsdienstausbildung legt den Schluss nahe, diese auch für die Geburtshilfe einzusetzen. Damit können nicht nur das Praktikum im Kreißsaal ersetzt werden, sondern den Teilnehmern zugleich erheblich mehr Möglichkeiten geboten werden, um ihre praktischen Fertigkeiten zu verbessern.

Simulation alleine ist allerdings nicht der Schlüssel zum Erfolg, vielmehr braucht es ein Konzept aus Theorieunterricht, Skill-Training und der Simulation zur Festigung des Erlernten. Nach unseren Erfahrungen hat es sich absolut bewährt, für die Entwicklung und Durchführung eines solchen Formates in einem interdisziplinären Team aus Hebammen, Gynäkologen, Ausbildern für den Rettungsdienst und mit Unterstützung eines Simulationszentrums zusammenzuarbeiten, um die Sichtweisen und Notwendigkeiten aller Disziplinen zu berücksichtigen und ein didaktisch sinnvolles sowie auf die Zielgruppe abgestimmtes Konzept zu entwickeln.

6.4.2 Formatentwicklung

Geburtshilfliche Probleme in der Präklinik, also im Rettungsdienst, sind eher selten, führen aber oftmals zu Ängsten und Unsicherheit im Umgang mit diesen Patientinnen.

Bei der Konzipierung eines neuen Trainingsformates für den Rettungsdienst stellt sich also zunächst die Fragen, welche Mängel am status quo vom präklinischen wie auch dem klinischen Personal wahrgenommen werden und worin die Wünsche der einzelnen Fachdisziplinen bestehen. Ebenso ist die Frage zu beantworten, welche Situationen präklinisch bewältigt werden müssen und welches Wissen und welche Fähigkeiten dafür notwendig sind. Anhand dessen sollte ein Kanon an theoretischem Wissen und praktischen Fertigkeiten als Lernziele festgelegt werden. Diese Zielvorgaben können schließlich nur mit einem ausgewogenen Konzept aus Theorie und Praxis erfüllt werden und müssen die spezifischen Bedarfe der Mitarbeiter im Rettungsdienst decken.

Die Grundlage für eine ausgewogene Konzipierung eines derartigen Trainingsformates bietet eine gelebte Interprofessionalität, in der Hebammen, Ärzte und Mitarbeiter aus dem Rettungsdienst mit Kollegen aus einem Simulationszentrum zusammenarbeiten. In solchen interdisziplinären Besprechungen gilt es, die wichtigsten Punkte, die die Ausbildung beinhalten sollte, festzulegen. Hilfreich kann es dabei sein, die Nöte und Unsicherheiten der Mitarbeiter und die Wünsche des klinischen Personals stichpunktartig gegenüberzustellen:

Tab. 6.2: Fragen und Unsicherheiten im Hinblick auf präklinische Geburtshilfe und die Erwartungen einer aufnehmenden Klinik.

Fragen und Unsicherheiten des Rettungsdienstes	Erwartungen der aufnehmenden Klinik
Angst vor bzw. Unsicherheit bei der Geburt	suffiziente Information über die Patientin
Bis wann können wir noch ins Krankenhaus fahren?	Transport in ein Haus mit adäquater Versorgungsstufe
Wie versorge ich ein Neugeborenes adäquat?	zielgerichtete telefonische Übergabe
In welches Krankenhaus fahren wir? Was steht im Mutterpass? Was bedeuten die Abkürzungen und was bedeutet das für meine Maßnahmen und die Wahl der Zielklinik?	Ankündigung der Patientin Erkennung von Gefahrensituationen, insbesondere bei Hausgeburten
Was sind Schwierigkeiten bei einer Geburt im Rettungswagen?	Bewusstsein für zeitkritische Notfälle

Bereits bei der Visualisierung der Bedarfe und Wünsche wird klar, dass von Seiten der klinischen Geburtshilfe eher Wissen um bestimmte Pathologien eingefordert wird, um unter anderem das klinische Management zu optimieren oder einer zeitraubenden Verlegung in ein Haus der höheren Versorgungsstufe vorzugreifen. Die Mitarbeiter aus dem Rettungsdienst bemängeln dagegen meist die fehlenden Fertigkeiten und das fehlende klinische Einschätzungsvermögen. Der Unterricht muss somit beiden Punkten gerecht werden und sollte basierend auf einigen theoretischen Unterrichtseinheiten den regelrechten Schwangerschaftsverlauf inklusive Geburt sowie die wichtigsten Pathologien umfassen. Dabei sind für das Rettungsdienstpersonal vor allem das Erkennen dieser Pathologien mit den möglichen Gefahren für Mutter und Kind sowie darauffolgend die entsprechend einzuleitenden Maßnahmen von entscheidender Bedeutung. Im Rahmen dieses Theorie-Inputs kann ein Ausblick auf die weitere Versorgung in der

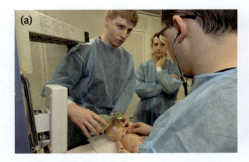
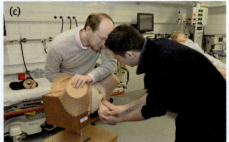
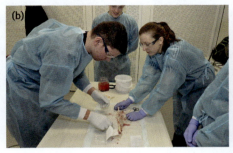
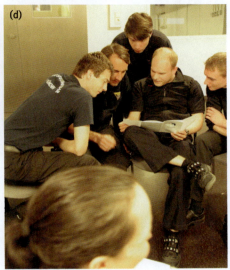

Abb. 6.7: Impressionen aus den Workshops: a) Beurteilung und Erstversorgung eines Neugeborenen, b) Abnabelung an echten Nabelschnüren, c) die richtigen Handgriffe beim Geburtsvorgang, d) Interpretation des Mutterpasses und Implikationen für die präklinische Versorgung.

Klinik gegeben werden und dabei das adäquate Versorgungslevel der Klinik für die jeweiligen Krankheitsbilder oder Komplikationen mit thematisiert werden.

Praktische Fertigkeiten sollten buchstäblich mit den eigenen Händen erlernt und trainiert werden. Hierzu könnte ein zweistufiges Konzept dienen, in dem zunächst an drei Stationen die Neugeborenenversorgung inklusive der Abnabelung, das richtige Lesen und Verstehen eines Mutterpasses sowie die regelrechte Geburt vermittelt werden (s. Abb. 6.7).

Im Anschluss daran bieten Simulationsszenarien aus dem Alltag die Möglichkeit, das theoretisch wie praktisch erworbene Wissen umzusetzen. Vor allem beim praktischen Teil ist es von Belang, Situationen und Abläufe wie eine Geburt im häuslichen Umfeld oder im Rettungswagen zu trainieren, um die Angst vor dem Ernstfall zu verlieren und ein situationsgerechtes Handeln einzuüben (s. Abb. 6.8).

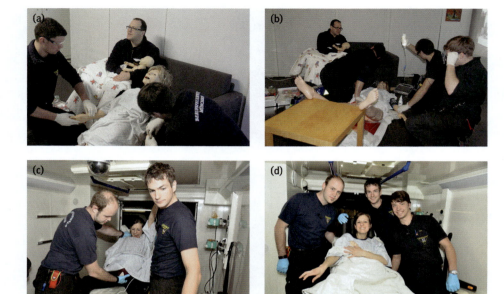

Abb. 6.8: Simulationsszenarien: a) High-Fidelity-Geburts- und -Neugeborenen-Simulator kombiniert mit einem Schauspieler als Vater, b) Versorgung der Patientin mit postpartaler Blutung, c) Geburt im Rettungswagen mit einer Schauspielpatientin, d) glückliche Gesichter nach der „Geburt" – Lernen soll auch Spaß machen!

6.4.3 Evaluation und Fazit

Die Teilnehmenden, seien es Auszubildende oder erfahrene Rettungsdienstmitarbeiter im Rahmen einer Fortbildungsmaßnahme, bewerten das Kursformat äußerst positiv und geben einen deutlichen Zuwachs an Sicherheit im Zusammenhang mit geburtshilflichen Notfällen an. Und dies gilt nicht nur direkt nach dem Kurs, erste Rückmeldungen nach realen Einsätzen bestätigen die initiale Einschätzung.

Ein solches Format zielgruppengerecht zu entwickeln sowie interdisziplinär und interprofessionell mit einem dreistufigen Konzept umzusetzen, ist zwangsläufig deutlich aufwändiger als reinen Theorieunterricht zu halten. Es trägt aber der Komplexität von geburtshilflichen Notfällen im Rettungsdienst Rechnung und die Rückmeldungen der Teilnehmenden sind durchweg positiv.

Christoph Scholz

6.5 Geburtshilfliche Simulation in der ärztlichen Aus- und Weiterbildung der Frauenheilkunde

Das Bemühen, didaktisch sinnvolle und handlungsrelevante praktische Erfahrungen zu ermöglich, bestimmt die ärztlich-geburtshilfliche Aus- und Weiterbildung in besonderer Weise. Hier treffen sich die Herausforderungen der Beherrschung hochkomplexer Arbeitsumgebungen mit der Tatsache, dass sich jedes Arbeiten in der Geburtshilfe zwangsläufig im intimsten Bereich abspielt und daher eine Lehre am Krankenbett nur beschränkt möglich ist. In Simulationskreißsälen gestaltbare Simulationsszenarien bringen auch erfahrene geburtshilfliche Teams aus Hebamme, Assistenz- und Oberarzt sowie Anästhesie an die Grenzen ihrer Möglichkeiten. **Das Machbare ist niemals zwangsläufig auch das didaktisch Sinnvolle.**

6.5.1 Simulation in der Ausbildung von Studierenden der Medizin

Eine besondere Herausforderung stellt die Ausbildung der Medizinstudierenden dar. Der weibliche Intimbereich ist Gegenstand ärztlichen Handelns und bedingt, dass nur wenige Patientinnen für studentische Lehre geeignet sind. Sinnvolle Modelle und Simulationen können hier Abhilfe schaffen.

Bereits in der studentischen Ausbildung werden die Grundlagen für eine gute interprofessionelle Zusammenarbeit gelegt. Eine gemeinschaftliche Ausbildung von Hebammenschülerinnen bzw. Studierenden im Studiengang Hebammenwesen sowie Studierenden der Medizin erscheint im Hinblick auf die komplexe Beziehung zwischen Hebammen und Ärzten notwendig und hat positive Effekte in der Interaktion innerhalb der praktischen Anteile der jeweiligen Ausbildungen.

Derzeit verfügbare Daten zeigen, dass Studierenden einzelne Verständnisdimensionen (zum Beispiel der Geburtsfortschritt) sehr gut durch Simulation vermittelbar sind. Realitätsnähere und damit komplexere Simulationsumgebungen der Geburtshilfe stellen jedoch sehr rasch eine Überforderung dar [1].

> Simulationen müssen für die Zielgruppe hochrelevant und nicht primär hochrealistisch sein.

Es ist ein langer Irrweg, der viele Lehrressourcen verschwendet, mit der Neuanschaffung einer möglichst komplexen geburtshilflichen Puppe Notfälle mit Studierenden der Medizin möglichst realitätsgetreu nachzustellen. Dies führt oft lediglich zu der Erkenntnis, dass die grundlegende Aversion, den weiblichen Intimbereich überhaupt zum Objekt des Handelns zu machen, bei den Studierenden jegliches Lernen blockiert. Bereits die Verknüpfung von Geburtsfortschritt, fetaler und maternaler Zustandsdiagnostik, um beispielsweise eine geburtshilfliche Entscheidung zu begründen, stellt erfahrungsgemäß und evidenzbasiert eine heillose Überforderung studentischer Lehre dar. Sie wird im neuen Nationalen Kompetenzbasierten Lernzielkatalog der Medizin auch nicht gefordert. Gleiches gilt für die studentische Ausbildung in der Anästhesie.

Erst im PJ sind fachspezifischere Lernziele wie beispielsweise die Schwierigkeiten der geburtshilflichen Anästhesie oder die geburtshilfliche Entscheidungsfindung zur vaginal operativen Entbindung sinnvoller Gegenstand der Lehre (Tab. 6.3). Best-Practice-Beispiele für den sinnvollen Einsatz von Simulation zur studentischen Ausbildung bei Untersuchungen im Intimbereich finden sich vorrangig zur Lehre der rektalen Untersuchung, die für die vaginale Untersuchung übernommen werden können [5]. Dennoch können im Rahmen der studentischen Ausbildung auch nicht technische Fähigkeiten wie etwa die Kommunikation und Teamarbeit über spätere Berufsgrenzen hinweg simuliert und trainiert werden [3]. Ein wertschätzendes Verhalten untereinander erfordert keine medizinischen Vorkenntnisse und kann daher an Studierende vermittelt werden. Operative Fertigkeiten sind als spezifisches Lernziel auch in der Geburtshilfe einer Postgraduierten-Weiterbildung vorbehalten.

> Ein geburtshilflicher Simulationskurs sollte in die Ausbildung von Hebammen und Ärzten auf jeden Fall bereits im Curriculum-Design mit klar definierten Lernzielen integriert werden [2].

Tab. 6.3: Mögliche sinnvolle Lernziele in der studentischen Lehre und ärztlichen Weiterbildung, die durch geburtshilfliche Simulation erreicht unterstützt werden können.

Lernziele	Skills-Trainer	High-Fidelity-Simulator	Simulationskreißsaal
Studentische Lehre	**geburtshifliches Beckenphantom:** – praktischer Ablauf der vaginalen Untersuchung – Verständnis für die Beckenräume – sinnvolle Handgriffe zur Geburtshilfe	– Aversionsabbau – gemeinsames Lernen beispielsweise mit Studentinnen des Hebammenwesens	
Ärztliche Weiterbildung	– Skills-Training zeitkritischer Situationen (zum Beispiel Schulterdystokie) – Skills-Training Kraft-Lage-Beziehungen in der Geburtshilfe (vaginal operative Entbindung)	– Skills-Training Kraft-Lage-Beziehungen in der Geburtshilfe (vaginal operative Entbindung) – (Skills-)Teamtraining von zwei Fachdisziplinen Geburtshilfe mit Hebammen und/oder Anästhesie – Integration CTG, materialer Zustand und Geburtsfortschritt zur geburtshilflichen Entscheidungsfindung	– interdisziplinäres interprofessionelles Team-Training von Aspekten des Clinical Ressource Managements (Geburtshilfe, Hebammen, Anästhesie, Neonatologie)

6.5.2 Geburtshilfliche Simulationslehre lernen

Die praktische Weitergabe ärztlicher Fertigkeiten, ihr Training im Ablauf und ihre Koordination in der interprofessionellen und interdisziplinären Zusammenarbeit verlangen eine besondere Ausbildung auch auf Seiten der Lehrenden. Auf diese Art der Lehre im extrem engen Kontakt mit Kolleginnen und Kollegen sind wir als Ärzte selbst an Universitätskliniken, die Lehre als Teil ihres Selbstverständnisses begreifen, nur sehr unzureichend vorbereitet. **Erfolgreiche Erwachsenenpädagogik ist ein sehr herausforderndes Unterfangen**, sobald es sich außerhalb eines Vortrages bewegt. Intensives Training praktischer Tätigkeiten beinhaltet stets (und intendiert sogar) die Möglichkeit des Scheiterns. Öffentliches Scheitern in der Übung muss von ausgebildeten Trainern in eine fruchtbare Lehre verwandelt werden. Dies ist eine Kunst, die viel mit der Kultur eines Hauses zu tun hat, welche die Möglichkeit des praktischen Scheiterns als Teil medizinischen Arbeitens begreift. Eine ärztliche Trainerausbildung existiert in unterschiedlicher Form auch für die Geburtshilfe. Vor allem der Basiskurs in geburtshilflicher Simulation der DGGG sowie die Trainerausbildung von simparteam®, welches zusätzlich die interdisziplinäre und interprofessionelle Zusammenarbeit in der Geburtshilfe im Fokus hat, sind hier Beispiele.

> Gutes Simulationstraining bedarf guter Simulationstrainer, die sowohl erwachsenenpädagogisch ausgebildet sind und sich auch fachlich im realen Leben in der Klinik bewähren.

Literatur

[1] Scholz C et al. High-fidelity simulation increases obstetric self-assurance and skills in undergraduate medical students. J Perinat Med. 2012; 40 (6): 607–613.
[2] Jude DC et al. Simulation training in the obstetrics and gynecology clerkship. Am J Obstet Gynecol. 2006; 195 (5): 1489–1492.
[3] Okuda Y et al. The utility of simulation in medical education: what is the evidence? Mt Sinai J Med 2009; 76 (4): 330–343. DOI: 10.1002/msj.20127.
[4] Hamilton C. "GAMMS": go way male medical student. StudentBMJ. 2006; 14 (2): 112–113.
[5] Siebeck M et al. Fischer Teaching the rectal examination with simulations: effects on knowledge acquisition and inhibition. Med Educ. 2011 Oct; 45 (10): 1025–31.
[6] Raj D et al. A simple epidural simulator. A blinded study assessing the 'feel' of loss of resistance in four fruits. Eur J Anaesthesiol 2013; 30: 405–408.
[7] Searle RD, Lyons G. Vanishing experience in training for obstetric general anaesthesia: an observational study. International Journal of Obstetric Anesthesia 2008; 17: 233–237.
[8] Kranke P et al. Anästhesie in der Geburtshilfe, Altbewährtes, gegenwärtige Standards und neue Herausforderungen Anaesthesist 2016; DOI 10.1007/s00101-015-0129-0.

7 Formen des Team-Simulationstrainings in der Geburtshilfe

Franz Kainer, Kerstin Danzer, Bernd Landsleitner, Michael Schroth

7.1 Geburtshilfliche Simulation in der eigenen Abteilung

7.1.1 Personelle Voraussetzungen

Für die Durchführung von geburtshilflichen Szenarien sind idealerweise drei bis vier Instruktoren vorhanden. Jede Fachgruppe (Hebamme, Geburtshelfer, Anästhesist, Neonatologe) ist in die Planung des Szenarios eingebunden.

7.1.2 Räumliche Voraussetzungen

Die Darstellung eines Geburtsszenarios erfolgt idealerweise im Kreißsaal der eigenen Klinik. Alternativ kann mit einfachen Maßnahmen ein Schulungsraum adaptiert werden. Im Simulationsraum sollen alle notwendigen anästhesiologischen Geräte wie Beatmungsgeräte, Überwachungsmonitore sowie Medikamente vorhanden sein. Ein CTG-Monitoring erfolgt entweder per PC oder mittels der Verwendung vorgefertigter CTG-Streifen. Sämtliche geburtshilflichen Geräte wie Mikroblutbesteck, Saugglocke, Forzeps, Spekula, Bakri-Ballon, Notsectioset sowie Tupfer, Handschuhe, Medikamente sollen im Simulationsraum vorhanden sein. Zusätzlich ist eine Telefonliste mit allen erforderlichen Telefonnummern (Blutbank, Pforte, Intensivstation, Dienstmannschaft, Neonatologie, Transportdienst) vorhanden. Im Kreißsaal hält sich das Instruktorenteam hinter einem Sichtschutz auf, damit die Teilnehmer nicht gestört werden. Trotz dessen muss das Instruktorenteam jederzeit in den Ablauf eingreifen können.

7.1.3 Audiovisuelle Überwachung

Für eine effektive Nachbesprechung ist eine audiovisuelle Überwachung sinnvoll. Ein bis zwei Videokameras sind meist ausreichend, um eine brauchbare Grundlage für die Nachbesprechung zu erhalten.

7.1.4 Vorbereitung

Die Teilnehmergruppe bei einer interaktiven Geburtssimulation bestehen meist aus Gynäkologen (Assistenz- und Oberärzte), ein bis zwei Hebammen, Anästhesisten mit

Anästhesieschwestern sowie einem Kinderarzt mit Kinderschwestern und gegebenenfalls einer Operationsschwester. Die Teilnehmer werden entsprechend ihrer fachlichen Qualifikation den verschiedenen Rollen zugeteilt. Die Teilnehmerzahl bemisst sich meist zwischen fünf und sieben Personen. Sie ist dem Szenario angepasst und variiert von Fall zu Fall. In das Szenario können zusätzliche Personen wie der „werdende Vater", Hebammenschüler/innen oder Medizinstudenten/Medizinstudentinnen in Ausbildung eingeplant werden.

Wesentlich für einen problemlosen Ablauf ist ein ausführliches Kennenlernen des Kreißsaales vor Beginn des Szenarios. Es werden die Funktionen der Simulationspuppe sowie deren Möglichkeiten und Grenzen vorgeführt. Es wird gezeigt, wo die erforderlichen Medikamente und Instrumente gelagert sind, wo die OP-Lampe angeschaltet werden kann und wo die Telefonlisten angebracht sind. In dieser Phase sollen jedoch keine Informationen das vorgesehene Szenario weitergegeben werden.

7.1.5 Ablauf des Szenarios

Den Teilnehmern ist das geplante Szenario nicht bekannt. Sie warten in einem Nebenraum, der durchaus einige Zimmer entfernt sein kann, ihren Einsatz ab, der meist telefonisch angefordert wird. Mit dem Start des Szenarios erhält der erste Teilnehmer (zumeist die Hebamme) von einem Instruktor eine ausführliche Übergabe der Patientin mit Aushändigung von vorgefertigten Krankenunterlagen (zum Beispiel Mutterpass, Ultraschallbilder, Krankenjournal, Konsiliarbefunde).

Das Szenario beginnt mit einem eindeutigen Signal wie „Das Szenario startet jetzt" oder „Bitte übernehmen Sie die Patientin". Zeitgleich wird die Videoaufzeichnung gestartet. Von nun an liegt der Ablauf des Szenarios in der Hand der Teilnehmer und es muss berücksichtigt werden, dass der Ablauf einen völlig anderen Verlauf nehmen kann als von den Instruktoren geplant. Die Teilnehmer entscheiden nun, ob und wann Sie eine weitere Fachgruppe telefonisch anfordern wollen. Bei einer oberflächlichen Planung des Szenarios können die Teilnehmer aus einer geplanten Schulterdystokie bereits vorher eine Sectio durchführen, was beim Instruktorenteam durchaus zu mehr Stress als bei den Teilnehmern führen kann.

Das Szenario sollte nicht länger als zehn bis 15 Minuten dauern. Auch das Ende des Szenarios wird eindeutig und klar für alle Teilnehmer angesagt. Typischerweise beendet man das Szenario mit einem kräftigen Applaus von Seiten der Instruktoren oder gegebenenfalls von den Zusehern.

7.1.6 Nachbesprechung (Debriefing)

Der Haupteffekt eines Simulationstrainings liegt in der Nachbesprechung. Die Nachbesprechung unterscheidet sich nicht von den herkömmlichen Debriefingverfahren aus anderen Fachdisziplinen. Diese Nachbesprechung ist der wesentliche Teil des gesamten Trainings und er erfordert die Mitwirkung eines kompetenten und erfahrenen Trainerteams. Für zehn Minuten Simulation sollte eine halbe Stunde strukturierter Nachbesprechungszeit zur Verfügung stehen.

Zunächst bewerten die Teilnehmer den Simulationsablauf aus ihrer persönlichen Sicht. Anschließend werden die sogenannten Non-Technical Skills wie Entscheidungsfindung, Kommunikation oder Teamarbeit ausführlich anhand von Einspielungen aus der Videoaufzeichnung diskutiert.

Anschließend wird jedoch auch das klinisch praktische Vorgehen eingehend besprochen. Es wird analysiert, warum es zu Fehlentscheidungen gekommen ist und wie diese zukünftig vermieden werden können. Die umfassende Analyse von begangenen Fehlern stellt so die Basis für eine optimierte praktische Tätigkeit im klinischen Alltag dar. So wird auch erlebbar, dass Fehler fast niemals individuell verursacht werden und daher die gängige Praxis der individuellen Fehlerattributierung („*shame and blame*") nicht zielführend ist.

7.1.7 Umsetzung von Erkenntnissen in die Praxis

Anschließend sollte das gesamte Team aus Instruktoren und Teilnehmern die Kernpunkte der Analyse in die klinisch praktische Tätigkeit einbringen. Erforderliche Änderungen von SOPs oder das Aufstellen von neuen SOPs sollten umgehend erfolgen. Die aufgezeichneten Videoaufnahmen werden üblicherweise gelöscht und dürfen nur mit Einverständnis aller Teilnehmer zu Lehrzwecken verwendet werden.

Silke Reddersen, Stefan Hutter

7.2 Geburtshilfliche Simulation durch externes Trainer-Team

Fanden die Trainings zu Beginn ausschließlich stationär in einzelnen Zentren statt, so haben die technischen Weiterentwicklungen der letzten Jahre auf dem Gebiet der Simulation es ermöglicht, Simulationstrainings mobil vor Ort abzuhalten [1]. So ist es zum einen möglich, das Training zu den Trainierenden zu bringen und damit bestehende Teams vor Ort in der gewohnten Umgebung zu schulen („train together who work together") [2]. Zum anderen können so nicht nur große Zentren, die ein eigenes Simulationszentrum haben, sondern alle in der Geburtshilfe Tätigen von einem Simulationstraining profitieren. Gerade in der Geburtshilfe, wo viele verschiedene Berufsgruppen im Notfall zusammenkommen, ist dieses Konzept sehr attraktiv. Die Effektivität von Simulationstrainings konnte mittlerweile in verschiedenen Studien nachgewiesen werden [3–6]. Die Vorzüge, Nachteile und Schwierigkeiten der sogenannten In-Situ-Simulation in der Geburtshilfe, also der Einrichtung eines sogenannten Simulationskreißsaals, sollen in diesem Kapitel erläutert werden.

7.2.1 Konzept

Die Konzepte der In-Situ-Simulation unterscheiden sich nicht wesentlich von den Kursen in den Zentren. Man sollte in allen Trainings eine Kontrollraumsimulation anstreben, um eine möglichst realistische Arbeitsumgebung für die Teilnehmer zu schaffen. Das Steuerungsteam befindet sich dementsprechend nicht im Simulationsraum. Dort arbeiten am Patienten nur die aktiven Teilnehmer („Hot Seats"), während die nicht Aktiven in einem separaten Raum (Debriefing-Raum) dem Szenario beiwohnen können. Neben dem Aufbau des eigentlichen Simulators werden im Simulationskreißsaal Kameras und Mikrophone installiert. Für die Übertragung kann ein Quad-Split-Monitor genutzt werden, auf den die Vitaldaten und drei Kamerapositionen übertragen werden. So können sowohl die Instruktoren während der Steuerung den Überblick behalten als auch die nicht aktiven Teilnehmer im Debriefing-Raum verfolgen, was sich während des Szenarios abspielt. Im Anschluss an die Szenarien können diese anhand der Videomitschnitte im Debriefing-Raum besprochen werden.

Hier verbergen sich bereits die ersten beiden großen Herausforderungen mobiler Trainings: Es bedarf einer guten Kommunikation zwischen der zu trainierenden Klinik und dem Simulationsteam, damit beim Aufbau nicht unangenehme Überraschungen warten. Man sollte stets eine Checkliste verwenden, die den Kliniken im Vorfeld zugesandt wird, in welche die Kliniken die zur Verfügung stehenden Räume und die ungefähren Entfernungen eintragen. Mindestens genauso wichtig sind die Definition von Lernzielen und die Abstimmung der Szenarien mit den Möglichkeiten der zu trainie-

7.2 Geburtshilfliche Simulation durch externes Trainer-Team

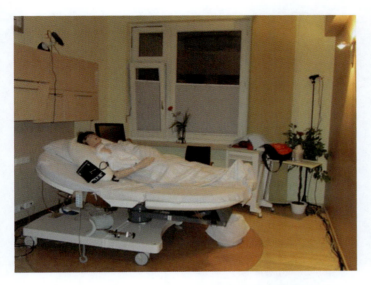

Abb. 7.1: Blick in einen vorbereiteten Simulationskreißsaal eines simparteam®-In-House-Trainings.

renden Klinik. Auch hierfür ist eine enge Absprache zwischen Simulationsteam und der zu trainierenden Klinik im Vorfeld extrem wichtig.

Im Vorfeld wichtig:

- adäquate Auswahl der Räumlichkeiten
- Auswahl und Anpassung der Szenarien an die Bedürfnisse der zu trainierenden Klinik

7.2.2 Vorteile mobiler Simulationstrainings

Noch gibt es keinen Beweis, dass der Lernerfolg für den einzelnen Teilnehmer von In-Situ-Trainings größer ist als bei Off-Site-Trainings [7]. Dennoch bieten In-Situ-Trainings einige Vorteile:

Kosten
Durch das Training am Arbeitsplatz fallen An- und Abreise der Teilnehmer weg. Das heißt, die Fehlzeiten am Arbeitsplatz und die Kosten für den einzelnen Mitarbeiter fallen geringer aus als bei einem externen Training. Durch die Teilnahme einer großen Zahl von Mitarbeitern wird das Training für den einzelnen Teilnehmer kostengünsti-

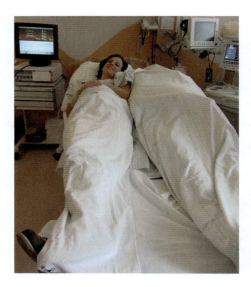

Abb. 7.2: Hybridsimulation: Bei diesem Simulationsformat beginnt eine Patientenschauspielerin, führt das Behandlungsteam in den Fall und nimmt Kontakt auf. Ab dem Zeitpunkt einer Notfallversorgung, die auch invasive Maßnahmen erfordert, „übernimmt" ein zuvor verdeckter High-Fidelity-Simulator.

ger als die Teilnahme einzelner in einem externen Training. So können an einem 2,5-tägigen Kreißsaaltraining nach dem simparteam-Konzept 72 Mitarbeiter geschult werden. Am Nachmittag des ersten Tages erhalten alle Mitarbeiter eine Schulung in den für die Geburtshilfe notwendigen Fertigkeiten (Nabelvenenkatheter, Neugeborenen-Reanimation, intraossärer Zugang und weitere), am nächsten Tag findet für die Hälfte der Teilnehmer ein ganztägiges Simulationstraining mit geburtshilflich relevanten Szenarien statt, am darauffolgenden Tag durchläuft die andere Hälfte der Gruppe das gleiche Training.

> In-Situ-Trainings kosten pro Mitarbeiter weniger als die Schulung der gleichen Anzahl an Mitarbeitern in einem externen Training.

Nachhaltigkeit

In einem Simulations-Teamtraining wird besonderer Wert auf die Schulung nicht technischer Fähigkeiten gelegt. Die erlernten Fähigkeiten können in der täglichen Arbeit wesentlich leichter umgesetzt werden, wenn diese mit dem eigenen Team erlernt werden und wenn eine kritische Masse der Beschäftigten am Training teilgenommen hat und damit diese Werte kennt. Mit einem In-Situ-Training vor Ort ist es aus logistischer Perspektive wesentlich leichter, einen Großteil der Mitarbeiter mit einem Training zu erreichen. Ein weiterer Punkt betrifft die Bereitschaft der Teilnahme an externen Trainings. In der Vergangenheit lag diese bei Ärzten höher als bei Pflegekräften. Mit einem In-Situ-Training werden alle Berufsgruppen erreicht.

> Mit einem In-Situ-Training können alle Mitarbeiter erreicht werden und so der Effekt des Trainings im Team erhöht werden.

Systemcheck

Ein angenehmer Nebeneffekt externer Trainings ist, dass diese einen Systemcheck beinhalten. Da in den Szenarien auch Notfälle trainiert werden, die in der täglichen Praxis nur sehr selten auftreten, können Notfallpläne, Checklisten und Verfahrensanweisungen unter realen Bedingungen überprüft werden. Oder es fallen im Gegenteil zugestellte Durchgänge und Betten, die im Weg stehen, auf [8]. So können latente Bedrohungen der Patientensicherheit aufgedeckt und beseitigt werden [9]. Um tatsächlich latente Fehler zu finden, ist es wichtig, dass die Trainings in der gewohnten Umgebung stattfinden, in der Kreißsaalumgebung, wo in der täglichen Routine gearbeitet wird und nicht in einem stillgelegten OP-Trakt, in dem weder das gewohnte Equipment zur Verfügung steht, noch die Wege die gleichen sind wie im realen Notfall.

> Jedes In-Situ-Training bietet einen Systemcheck, wenn es in der realen Umgebung durchgeführt wird.

Voraussetzungen

Für ein erfolgreiches Training ist die Einbettung in die teilnehmende Klinik von großer Wichtigkeit. Folgende Punkte sollten beachtet werden:
- Unterstützung durch die Leitung: Nur wenn die Klinikdirektoren bereit sind, die Mitarbeiter für die ganze Zeit des Trainings freizustellen, kann das Training erfolgreich sein.
- Unter Umständen kann es sinnvoll sein, das Qualitätsmanagement und den Personalrat mit einzubinden.
- Information aller betroffenen Abteilungen: Hierzu zählen nicht nur die teilnehmenden Abteilungen, sondern zum Beispiel Nachbarabteilungen in Sicht- und Hörweite des Trainings oder auch bei gemeinsam genutzten Räumen, die für das Training beansprucht werden, die mitnutzenden Parteien.
- Klärung von Hygienefragen bei einem Training in sterilen Bereichen wie dem OP
- Freier Zugang zu den Räumen und gleichzeitige Wahrung der Privatsphäre der Teilnehmer: Für den Aufbau ist es wichtig, dass die Räume gut erreichbar sind. Gleichzeitig sollte darauf geachtet werden, dass es während des Trainings keine unbeteiligten Zuschauer gibt.
- Ein Simulationstraining ist intensiv und anstrengend für Teilnehmer und Instruktoren. Es fällt allen leichter, sich zu konzentrieren, wenn von der teilnehmenden Klinik ausreichend Getränke und eventuell ein paar kleine Snacks zur Verfügung gestellt werden.

> Vor dem Training ist eine Information ALLER Betroffenen wichtig.

Zertifizierung

Zertifizierungen sind aus dem deutschen Klinikalltag nicht mehr wegzudenken. Zunehmend mehr Wert wird in Audits und Zertifizierungen auf Aspekte der Patientensicherheit gelegt. Im Bereich Notfallmanagement und Ausbildung können mit wiederholten systematischen Simulationstrainings viele Punkte gesammelt werden.

7.2.3 Schwierigkeiten

Verfügbarkeit von Teilnehmern

Leider kommt es immer wieder vor, dass an In-Situ-Trainings Mitarbeiter teilnehmen, die nebenher noch in klinische Tätigkeiten eingebunden sind. Das heißt, Mitarbeiter tragen weiter ihr Diensttelefon oder haben während des Trainings Bereitschaftsdienst. Es ist extrem störend, wenn während eines Trainings Telefone klingeln und Parallelgespräche geführt werden oder ein ständiges Kommen und Gehen erfolgt, weil Mitarbeiter zu einem Notfall gerufen werden. Dies sollte im Vorfeld mit der teilnehmenden Klinik offen angesprochen werden.

> Teilnehmer eines Simulationstrainings dürfen nicht gleichzeitig in klinische Tätigkeiten eingebunden sein.

Unbekannte Teamdynamiken

Die Teilnehmer eines In-Situ-Trainings arbeiten in der Regel schon länger miteinander und kennen sich bereits vor dem Training. Das Instruktorenteam kommt von außerhalb und kennt oft keinen der Teilnehmer. Das hat den Vorteil, dass die Instruktoren den Teilnehmern unvoreingenommen gegenübertreten. Es führt aber auch dazu, dass den Instruktoren vorbestehende Teamkonflikte unbekannt sind. So kann es im Szenario oder Debriefing zu Konflikten und Schwierigkeiten kommen, die nicht mit dem aktuellen Szenario in Zusammenhang stehen und deshalb für die Instruktoren unter Umständen nur schwer lösbar sind. Auch kann es im Vorfeld der Simulation zu Verunsicherungen im Team kommen, da das Training als auferlegt oder als Prüfung der klinischen Arbeit missverstanden wird. Diesen anfänglichen Ängsten gilt es durch Betonung der Vertraulichkeit und der Freiwilligkeit zu begegnen.

Die klinikeigene Fachsprache

Ein weiteres Problem ist eine klinikeigene Sprache, die für die Instruktoren nicht verständlich ist. Wenn beispielsweise ein Teilnehmer sagt: „Ruf' doch schon mal im zweiten Stock an." und damit die Bestellung eines Intensivbettes meint, weil sich die Intensivstation im zweiten Stock befindet, ist dies für alle Teilnehmer verständlich, nicht aber für die Instruktoren. So kann zum einen die Auflösung eines Szenarios verzögert werden, zum anderen kann es zu Missverständnissen im Debriefing kommen.

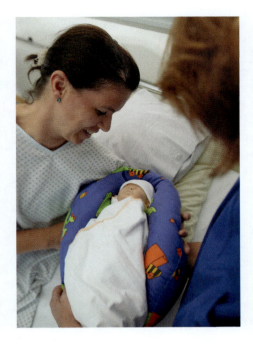

Abb. 7.3: In-Situ-Simulation.

Nicht-aktive Zuschauer
Nicht selten stehen bei In-Situ-Trainings plötzlich Unbeteiligte im Türrahmen, welche fortan interessierte Beobachter darstellen. Es sollte im Vorfeld geklärt werden, dass eine vertrauliche Atmosphäre während der Trainings extrem wichtig ist und deshalb nicht aktive Zuschauer nicht möglich sind. Es empfiehlt sich, Chefärzte oder leitende Oberärzte in den ersten Szenarien als Teilnehmer einzubinden, um damit Versagensängsten der Teilnehmer entgegenzuwirken und die Sorgen zu zerstreuen. Manche Kliniken wünschen Bilder für die Klinikzeitung oder regionale Tageszeitungen. Hier bieten sich Termine in der Mittagspause an, in der einzelne Szenen mit Freiwilligen nachgestellt werden können.

7.2.4 Simulation nach Maß

Einer der Vorteile der In-Situ-Simulation liegt in der Authentizität der Arbeitsumgebung. Diese spielt vor allem dann ein wichtige Rolle, wenn „Simulationsneulinge" an diverse Themen oder Aufgabenstellungen herangeführt werden. Je stärker die simulierte Arbeitsumgebung die tägliche Realität abbildet, desto schneller können sich die Teilnehmer in die Situation einfinden. Dieser Effekt scheint sich bei erfahrenen Simulationsteilnehmern deutlich weniger ausgeprägt zu zeigen [7], doch sind die Teams in aller Regel sehr heterogen in Bezug auf Erfahrung und Dienstalter. Von besonderer

Bedeutung bei einer In-Situ-Simulation ist die Darstellung reeller Notfallsituationen, die für die jeweilige Klinik in Frage kommen. Eine unerwartete Beckenendlagengeburt kann dabei für jedes Krankenhaus, unabhängig von dessen Größe und Expertise, ein sinnvolles Szenario sein. Auch die Versorgung einer Frühgeburt, die ursprünglich nicht in besagtem Krankenhaus entbunden werden sollte, kann einen seltenen und vielleicht doch unvermeidlichen Notfall darstellen. Um die Szenarien auf das zu erwartende Spektrum und die Kapazitäten der jeweiligen Kliniken anzupassen, ist es sinnvoll, diese Details bei der Planung im Vorwege zu erfragen und die Komplexität der Szenarien eventuell zu adaptieren. Die Konzeptuierung eines Trainings muss sich nach der Größe und dem Format der geburtshilflichen Abteilung und dem Vorhandensein einer Neonatologie ausrichten. Nur so kann ein geeignetes Trainingsniveau erreicht werden.

7.2.5 Ausstattung

Mittlerweile gibt es einige Anbieter auf dem Markt, welche geburtshilfliche Simulatoren und die dazu notwendige Software samt CTG-Überwachung anbieten. Sinnhafterweise liegt bei der Ausrüstung für In-Situ-Trainings ein besonderes Augenmerk auf der Mobilität und der flexiblen Einsatzfähigkeit, ohne auf die Möglichkeiten der aktiven Steuerung des Szenarios zu verzichten. Dies gilt für Simulatoren sowie für die technische Ausrüstung. Die Weiterentwicklung der Video- und Tontechnik ermöglicht mit geringem Aufwand eine sehr gute Aufzeichnung der Szenarien, die anschließend per Tablet sekundengenau ausgewählt und wiedergegeben werden können. Auch der Einsatz einer mobilen Kamera kann während des Szenarios sinnvoll sein und ungewohnte Einblicke geben. Die Erfahrung der letzten Jahre hat gezeigt, dass weniger die bekannte Umgebung als vielmehr die Lesbarkeit und Wahrnehmung von digital präsentierten Überwachungswerten von Bedeutung sind. Monitore müssen also groß genug sein, sie müssen akustische Signale von sich geben und an einem gut einsehbaren Platz positioniert sein. Bei der Konzipierung von Szenarien kann auch der Einsatz von Hybrid-Simulationen einen spannenden Aspekt bieten und erlaubt vor allem den unerfahrenen Teilnehmern einen guten Einstieg. Hier gilt es ebenso, die nötige Ausstattung im Vorfeld zu berücksichtigen.

7.2.6 Nachhaltigkeit

Das zunehmende Interesse an Simulationen in der Geburtshilfe lässt eine Vielzahl kleiner Simulationskreißsäle und Simulationsräume in einzelnen Kliniken entstehen. Diese werden mit zum Teil nicht unerheblichem finanziellen Aufwand bereitgestellt und bieten in vielen Fällen eine sehr gute Grundlage für das Training im eigenen Team. Leider wird bei der Etablierung dieser Strukturen oft vergessen, dass die alleinige Einrichtung solcher Räume nicht ausreicht, um ein sinnvolles Simulations-Curriculum auf die Beine zu stellen oder aufrechtzuerhalten. Es bedarf eines engagierten Teams und der notwendigen finanziellen Mittel sowie der regelmäßigen Freistellung der Mitarbeiter für solch umfangreiche Trainings. Die Erfahrung der letzten Jahre zeigt aber leider, dass häufig die letzten beiden Punkte unüberwindbare Hindernisse darstellen und viele Simulationsräume daher leerstehen. Es wäre daher wünschenswert, dass ein komplettes Team mehrmals im Jahr im Rahmen einer interdisziplinären Simulation trainieren kann. Dabei erklärt sich von selbst, dass dies nur schwer im Rahmen externer Trainings erfolgen kann und so stellt sich die Frage, wie ein vernünftiges Konzept für die zukünftigen Weiterentwicklungen geschaffen werden kann. Ein geeignetes Modell scheint die Kombination aus einfacher low-budget-Simulation im eigenen Team und einmal jährlich stattfindenden Teamtrainings mit externen Instruktoren zu sein. Nur so kann einerseits die notwendige Routine im Umgang mit Notfällen erreicht werden und andererseits der Vorteil eines externen Feedbacks genutzt werden. Auch der Umgang mit Verbesserungsvorschlägen oder Missständen, die im Rahmen der Simulation aufgedeckt werden, ist in der Regel effektiver, wenn ein externes und eventuell schriftliches Feedback dieses unterstützt.

7.2.7 Finanzierung

Insbesondere die „In-House-Trainings" sind sehr personalintensive und damit auch kostenintensive Fortbildungsmaßnahmen. Dies wirft immer wieder die Frage nach der Umsetzbarkeit von Qualitätsansprüchen auf und stellt sie der Finanzierbarkeit gegenüber. Die einzelnen Abteilungen und Kliniken sind zum einen in der Position, sich für sehr hohe Ausgaben rechtfertigen zu müssen, zum anderen profitieren in der Regel mindestens drei Abteilungen von interdisziplinären Teamtrainings. Dies wird in der Aufrechnung der Kosten aber oft vergessen. Hier gilt es, derartige „In-House-Trainings" wirklich als interdisziplinär und interprofessionell zu präsentieren und diese in dieser Form zu bewerben. In vielen Krankenhäusern kann nur so eine adäquate Finanzierung sichergestellt werden.

Für die Zukunft gilt es aber auch alternative Möglichkeiten der Finanzierung zu bedenken:
- direkte Finanzierung durch Marketingbudgets der Kliniken
- Unterstützung oder Finanzierung der Trainings durch Haftplichtversicherer der Klinik oder Krankenkassen
- Ersparnisse bei den zum Teil jährlichen Neuverhandlungen von Haftpflichtprämien
- Durchsetzung der Simulationstrainings aufgrund von Anforderungen im Rahmen von Zertifizierungen

Das Equipment für Simulationsszenarien wird stetig weiterentwickelt und ermöglicht in zum Teil beeindruckender Form die Durchführung fein abgestimmter Szenarien im mobilen Setting. Dies darf allerdings nicht darüber hinwegtäuschen, dass ein Teamtraining weiterhin sehr personal- und damit kostenaufwendig sein wird, sich diese Investition jedoch sicher auszahlen wird.

Literatur

[1] Pierre MS, Breuer G. Simulation in der Medizin. Berlin, Heidelberg: Springer-Verlag; 2013. doi:10.1007/978-3-642-29436-5.
[2] Rall M. Mobile "In Situ" Simulation Crisis Resource Management Trainings. in: Kyle R, Murray WB. Clinical Simulation. Academic Press; 2010.
[3] Draycott T et al. Does training in obstetric emergencies improve neonatal outcome? BJOG. 2006; 113 (2): 177–182. doi:10.1111/j.1471-0528.2006.00800.x.
[4] O'Dea A et al. A meta-analysis of the effectiveness of crew resource management training in acute care domains. Postgrad Med J. 2014; 90 (1070): 699–708. doi:10.1136/postgradmedj-2014-132800.
[5] Abrahamson S et al. Effectiveness of a simulator in training anesthesiology residents. J Med Educ. 1969; 44: 515–519.
[6] Allan CK et al. Simulation-based training delivered directly to the pediatric cardiac intensive care unit engenders preparedness, comfort, and decreased anxiety among multidisciplinary resuscitation teams. J Thorac Cardiovasc Surg. 2010; 140 (3): 646–652. doi:10.1016/j.jtcvs.2010.04.027.
[7] Sørensen JL et al. Clarifying the learning experiences of healthcare professionals with in situ and off-site simulation-based medical education: a qualitative study. BMJ Open. 2015;5(10):e008345. doi:10.1136/bmjopen-2015-008345.
[8] Sørensen JL et al. Unannounced in situ simulation of obstetric emergencies: staff perceptions and organisational impact. Postgrad Med J. 2014; 90 (1069): 622–629. doi:10.1136/postgradmedj-2013-132280.
[9] Yajamanyam PK, Sohi D. In situ simulation as a quality improvement initiative. Arch Dis Child Educ Pract Ed. 2015; 100 (3): 162–163. doi:10.1136/archdischild-2014-306939.

**Gute Geburtshilfe erwartet geduldig
das Unwahrscheinliche**

8 Beispielszenarien geburtshilflicher Notfälle

Peter Widschwendter

8.1 Fetale Bradykardie

8.1.1 Lernziele

- Erkennen der Bradykardie
- Ausschluss von möglichen behebbaren Ursachen (zum Beispiel Blutdruckabfall nach PDA-Cafedrin-Theodrenalin (Akrinor®)- Gabe)
- Koordination der Situation (eine Person sollte für alle erkennbar das Kommando haben)
- Sprechen mit der Patientin trotz stressiger Situation
- Dokumentation

8.1.2 Einführung

Die fetale Bradykardie ist im Vergleich zu anderen geburtshilflichen Notfällen (Eklampsie, Nabelschnurvorfall und weitere) ein häufigeres Ereignis und kommt in großen Geburtskliniken mehrmals pro Woche vor. Der nicht behobene Abfall fetaler Herztöne und die damit einhergehende Asphyxie sind für das Ungeborene in kurzer Zeit lebensbedrohlich und können eine schwere Schädigung des Kindes zur Folge haben [19].

Typische Fehler:
- unklare Zuteilung der anwesenden Personen (wer hat das Kommando?)
- mögliche Ursachen werden nicht laut ausgesprochen
- zu frühe Notsectio
- fehlende Beurteilung der Gesamtsituation (Kind nach unauffälliger Schwangerschaft und bislang unauffälligem CTG kann beispielsweise eine Bradykardie länger tolerieren als eine wachstumsrestringiertes Kind)

Pathophysiologie:
Definiert ist eine fetale Bradykardie (prolongierte Dezeleration) ab einer Herzfrequenz von < 100 (110) Schläge/Minute über drei Minuten. Die zugrundeliegenden Ursachen sind nicht immer eruierbar. Mögliche Auslöser einer Bradykardie sind die Kompression der maternalen V. Cava inferior (Vena-cava-Syndrom), welches durch eine Seitenlagerung der Patientin behoben werden kann. Weiterhin stellen maternale Hypotonie (PDA), Dauerkontraktion des Uterus, Kompression der Nabelschnur, fetale Hypoxie oder fetale Herzrythmusstörungen (AV-Block) mögliche Gründe der Herzfrequenzver-

änderung dar. Einige Ursachen können durch die Anamnese bekannt sein (pathologischer Doppler, kardiale Auffälligkeiten), andere widerum können im Geburtsverlauf auftreten (PDA oder lagerungsbedingte Hypotonie).

Typische Konstellationen im Rahmen der Simulation bei fetaler Bradykardie:
- Patientin hat seit wenigen Minuten PDA. Durch die Sympatikolyse kommt es zur Hypotonie der Mutter und konsekutiv zu einer fetalen Bradykardie.
- Lagerung zum Beispiel bei Sectiones, streng am Rücken; Diese kann durch die Kompression der V. cava inferior zu einer Hypotonie der Mutter und Bradykardie des Kindes führen.
- Wachstumsretardierte Feten mit pathologischen Dopplermuster können intrapartal eine Hypoxie erleiden und bradykard werden.
- Seltene Ereignisse (Fruchtwasserembolie, Kreislaufkollaps in Folge von Uterusrupturen oder schwerden Blutungen bei Plazentationsstörungen) können ebenfalls zu fetaler Bradykardie führen.

Therapiekonzept:
Die Bradykardie muss erkannt und ausgesprochen werden. Rasch sollten personelle Resourcen hinzugerufen werden und die Suche nach der Ursache, welche von einer Person koordiniert wird, rasch abgearbeitet werden. Wenn keine Erholung der Frequenz trotz sämtlicher Eingriffe (Lagewechsel, Tokolyse mit Partusisten intravenös, Anhebung des Blutdrucks der Mutter) besteht die Indikation zur Notsectio. Bei Erholung der Bradykardie wird der weitere spontane Verlauf abgewartet.

8.1.3 Erstellung des Szenarios

Vorbereitung:
- Trainingsraum
- Simulator
- Schauspielerin
- CTG
- Notsectio-Equipment
- Anästhesieturm

Personelle Ressourcen:
- Hebamme
- eventuell Hebammenschülerin
- Assistenzarzt
- Oberarzt
- Notsectio-Team (Anästhesie und OP-Schwestern)

Schriftliche Unterlagen/Dokumente:
- Mutterpass
- Krankenakte
- Ultraschallbilder

Fallbeschreibung:
- Patientin 29-jährig, IG 0P
- aktuell: ET+2, I SL mit Wehentätigkeit im Kreißsaal, MM aktuell fünf Zentimeter, guter Geburtsfortschritt, eben erfolgte die komplikationslose Anlage einer PDA (auf Wunsch der Patientin)
- Die Patientin befindet sich seit zwei Stunden unter Geburt. Die Erstgebärende hatte bisher einen unauffälligen Schwangerschaftsverlauf und kam nun mit regelmäßiger Wehentätigkeit in den Kreißsaal. Bei Aufnahme war der MM zwei Zentimeter, weich, mediosakral, vorder Teil Kopf (VTK) mit gutem Bezug zum Becken. Die Schmerzen sind für die Patientin erträglich, bis sie bei fünf Zentimetern (nach zwei Stunden) eine PDA wünscht.

Sonographie:
- SL, Schätzgewicht 3450 Gramm, Fruchtwasser normal, Plazenta an der Vorderwand ohne Auffälligkeiten, Dopplersonographie wird am wehenden Uterus nicht durchgeführt.
- CTG: baseline 135 spm, undulatorische Oszillation, sporadische Akzelerationen, frühe Dezelerationen. Gesamtbeurteilung: kontrollbedürftig (weitere Überwachung).
- Die Anästhesie hatte vor 15 Minuten den Kreißsaal verlassen, die Patientin ist nun froh, dass keine Schmerzen mehr spürbar sind und sie sich endlich etwas ausruhen kann. Plötzlich zeigt sich am CTG ein Herztonabfall auf 70 spm ohne Erholung.

8.1.4 Szenarienablauf

Szene 1
Die Patientin befindet sich seit zwei Stunden unter Geburt. Die Erstgebärende hatte bisher einen unauffälligen Schwangerschaftsverlauf und kam nun mit regelmäßiger Wehentätigkeit in den Kreißsaal. Bei Aufnahme war der MM zwei Zentimeter, weich, mediosakral, vorder Teil Kopf (VTK) mit gutem Bezug zum Becken. Die Schmerzen sind für die Patientin erträglich, bis sie dann bei fünf Zentimetern (nach zwei Stunden) eine PDA wünscht.

Szene 2
15 Minuten nachdem die Anästhesie den Kreißsaal verlassen hat zeigt sich am CTG ein Herztonabfall auf 70 spm ohne Erholung.

Szene 3

Hebamme informiert sofort den Assistenzarzt und holt eine zweite Hebamme dazu. Sie beginnt sofort Blutdruckmessung und appliziert Partusisten drei Milliliter intravenös nach einer Viggo.

Szene 4

RR 60/30, der Patientin ist übel, der vom Assienzarzt dazugerufene Oberarzt ordiniert die intravenöse Applikation von Akrinor zwei Milliliter, worauf sich der RR der Mutter rasch bessert (100/70) und die Bradykardie sich erholt. Spontangeburt im weiteren Verlauf.

Tab. 8.1: Szenarienkript.

	Szene 1	Szene 2	Szene 3	Szene 4
Situation	normale Geburt	Bradykardie	Hebamme und Assistenzarzt beginnen mit Ursachensuche und bereiten vor (intravenöser Zugang, Partusisten)	Akrinor – RR steigt, Bradykardie behoben
Mutter	normale Geburt, PDA	wird übel wegen niedrigem RR	Übelkeit, Verunsicherung	Besserung
Kind	normale HTs	Bradykardie	weiter bradykard	Normalisierung

8.1.5 Nachbesprechung (Debriefing)

Beginn erfolgt nach dem Standardschema der Nachbesprechung.

Additive Punkte der Nachbesprechung:
- Wer hat Diagnose gestellt?
- Wer koordiniert Situation (Wer leitet?)?
  - intravenösen Zugang legen (für Partusisten, Akrinor und weitere)
- personelle Resourcen rasch anfordern
- mögliche Differentialdiagnosen (PDA, V. cava Syndrom) berücksichtigen

Bernd Landsleitner

8.2 Fruchtwasserembolie/Mütterliche Reanimation

8.2.1 Lernziele

- frühzeitiges Erkennen des mütterlichen Kreislaufstillstandes
- Verzicht auf überflüssige Diagnostik
- sofortiger Beginn hochwertiger Basismaßnahmen (BLS) unter Berücksichtigung der Besonderheiten bei der Reanimation in der Schwangerschaft
- frühzeitige und zielgerichtete Alarmierung des multidisziplinären Teams (Geburtshilfe, Neonatologie, Anästhesie)
- frühzeitige Indikationsstellung zur Notsectio
- möglichst unterbrechungsfreie Reanimation bis zur Entbindung und danach bis zum Rückkehr der Spontanzirkulation (ROSC)

8.2.2 Einführung

Die mütterliche Sterblichkeit ist in Europa mit etwa 16 pro 100 000 Lebendgeburten relativ gering. Das bedeutet, dass der Kreislaufstillstand in der Schwangerschaft selbst in großen Geburtskliniken ein relativ seltenes Ereignis bleibt und die zur Behandlung erforderlichen Fertigkeiten nicht in der täglichen Praxis erworben werden können.

Hauptursachen für einen Kreislaufstillstand sind Blutungen, Embolie, Schwangerschaftshypertonie/Eklampsie und Sepsis sowie vorbestehende kardiovaskuläre, neurologische, psychiatrische oder Tumorerkrankungen. Außerdem haben Schwangere das gleiche Risiko eines plötzlichen Herztodes wie gleichaltrige nicht-schwangere Frauen.

Typische Fehler:
- Fixierung auf Geburtsverlauf und kindlichen Zustand, dadurch Vernachlässigung mütterlicher ABCDE-Probleme
- unterlassene Maßnahmen zur Vermeidung des Kreislaufstillstands:
  - verzögerte Atemwegssicherung bei Bewusstseinsstörung
  - verzögerte Sauerstoffgabe bei Hypoxämie
  - vergessene Linksseitenlage bzw. Uterusverschiebung bei Zeichen der aortocavalen Kompression
  - verzögerte Volumengabe bei Hypotonie/Hypovolämie
  - verzögerte Medikamentengabe bei Hypotonie
  - übersehen anderer behandelbarer Ursachen wie einer Sepsis
- verzögerte Diagnostik des Kreislaufstillstandes
- verzögerter Hilferuf/Expertenkonsultation
- verzögerte Indikationsstellung zur Notsectio

Pathophysiologie:
Ab der 20. Schwangerschaftswoche kann es durch den Uterus zur aortocavalen Kompression kommen. Die Verminderung des venösen Rückstroms und die Erhöhung der linksventrikulären Nachlast können zum rapiden Abfall des Herzzeitvolumens mit Hypotonie und Schock führen. Während der kardiopulmonalen Reanimation wird die Effektivität der Thoraxkompression durch aortocavale Kompression erheblich gemindert. Daher muss während der Reanimation der Uterus nach links verlagert werden und frühzeitig die Sectio indiziert werden.

Bei Reanimationen in einem Gestationsalter unterhalb der 20. Schwangerschaftswoche muss nicht auf die aortocavle Kompression Rücksicht genommen werden, die Entbindung durch Kaiserschnitt ist für eine effektive Reanimation nicht erforderlich.

Eine spezifische Ursache des Kreislaufstillstandes unmittelbar um den Geburtszeitpunkt ist die Fruchtwasserembolie (amniotic fluid embolism, AFE) mit einer Inzidenz von zwei bis acht von 100 000 Geburten und einer Letalität von 14 bis 44 Prozent. Entgegen früheren Vermutungen kommt es nicht zu einer mechanischen Verlegung der Lungenstrombahn, sondern durch humorale und immunologische Mechanismen zu einer pulmonalen Vasokonstriktion mit Erhöhung des pulmonalen Widerstands und konsekutivem Rechtherzversagen. Die Symptomatik ist bestimmt durch plötzlich einsetzende Atemnot mit Zyanose, Schockzeichen sowie Blutungen aufgrund disseminierter intravasaler Gerinnung; In 30 bis 87 Prozent der Fälle kommt es zum Kreislaufstillstand. Die Diagnose erfolgt ausschließlich durch die klinischen Zeichen und den Ausschluss anderer Differezialdiagnosen – es gibt keine spezifischen laborchemischen Parameter. Riskofaktoren sind mütterliches Alter > 35 Jahre, Sectio caesarea, Placenta praevia und Mehrlingsschwangerschaft. Während der Reanimation stehen keine spezifischen Interventionen zur Verfügung, insbesondere eine Thrombolyse hat wegen der differenten Pathogenese keinen Effekt. In der Postreanimationsphase liegt die Optimierung der Gerinnungssituation im Fokus.

Differenzialdiagnostisch muss ebenso eine Thromboembolie der Lunge in Erwägung gezogen werden. Diese hat die für Lungenembolien typische Risikofaktoren Immobilisation, Adipositas und höheres Lebensalter. Eine Abgrenzung von der Fruchtwasserembolie ist nur durch die (meist) fehlende Koagulopathie und den typischen Thoraxschmerz möglich und dürfte im Einzelfall schwierig sein. Sie hat aber eine unmittelbar therapeutische Konsequenz, da hier die Thrombolyse – auch unter laufender Reanimation – eine wichtige Rolle spielt. Die Letalität der Thromboembolie wird mit 3,5 Prozent angegeben.

Typische Konstellationen im Rahmen der Simulation bei mütterlicher Reanimation:
- **Fruchtwasserembolie**: Bei Vorliegen der Risikofaktoren (mütterliches Alter > 35, Placenta praevia, Mehrlingsschwangerschaft) kann es unmittelbar im Kreißsaal zur Fruchtwasserembolie kommen. Nach unspezifischen Warnzeichen wie Atemnot, Stenokardien, Kältegefühl, Kribbelparästhesien, Benommenheit, Angst, Übelkeit und Erbrechen kommt es zu Kreislaufkollaps, Arrhythmien und

Zyanose eventuell mit klinisch fassbaren Zeichen der disseminierten intravasalen Gerinnung.
- **Thromboembolie:** Im Unterscheid zur Fruchtwasserembolie kann die Thromboembolie sowohl vor als auch nach der Geburt auftreten. Die akute Symptomatik ist ähnlich wie bei der Fruchtwasserembolie, allerdings fehlen hier Zeichen der disseminierten intravasalen Gerinnung. In beiden Fällen wird sich die Patientin mit den typischen Beschwerden an das Personal wenden, abhängig vom Ausmaß der Embolie dekompensieren und schließlich reanimationspflichtig werden.
- **Aortokavale Kompression:** Eine aortokavale Kompression kann lagerungsabhängig jederzeit im Geburtsverlauf auftreten, im Einzelfall begünstigt durch relative Hypovolämie durch längere Nüchternheit oder Kreislaufbelastungen, beispielsweise nach Bad oder Anlage eines Periduralkatheters. Hier ist denkbar, dass die Patientin keine typischen Beschwerden mehr äußern kann, sondern unbemerkt bewusstlos wird.
- **Eklampsie:** Jeder prolongierte Krampfanfall kann durch Atemwegsverlegung und Ateminsuffizienz auch zum Kreislaufstillstand führen. Da die Behandlung der Eklampsie an anderer Stelle thematisiert wird, empfiehlt sich ein Eklampsie-Szenario nicht für die Simulation der mütterlichen Reanimation.
- **Akute Hypovolämie:** Durch akuten, meist portpartal auftretenden Blutverlust oder eine schwere Sepsis kann es zum Schock kommen. Jeder schwere Schockzustand kann unbehandelt zum Kreislaufstillstand führen. Da die Behandlung des hypovolämen Schocks im Kapitel Atonie abgehandelt wird, steht die akute Hypovolämie nicht im Fokus der Simulation zur mütterlichen Reanimation.

Therapiekonzept:

Allgemeine Maßnahmen:
- Bei Vorliegen von Kreislaufproblemen bei ansprechbarer Patientin sind die frühzeitige Anlage und die effektive Sicherung eines intravenösen Zugangs unverzichtbar: Prophylaxe des Kreislaufstillstandes durch Linksseitenlage, Gabe eines Volumenbolus, Sauerstoffgabe und medikamentöse Kreislaufunterstützung
- frühzeitge Hinzuziehung weiteren Personals (Geburtshilfe/Neonatologie/Anästhesie); gegebenenfalls Notfall- bzw. Notsectio-Alarm
- bei Kollaps: Sofortige Überprüfung von Bewusstsein, Atmung und Lebenszeichen ohne Verzögerung durch weitere diagnostische Maßnahmen
- nach Feststellung des Kreislaufstillstandes: Sofortige Anwendung qualitativ hochwertiger Thoraxkompressionen und Beatmung im Verhältnis 30:2 ohne Unterbrechung
- Während der Reanimation soll ein manuelle Linksverlagerung des Uterus durch einen weiteren Helfer erfolgen; eine eventuell vorbestehende Linksseitenlagerung sollte aufgehoben werden, da sie eine aortokavale Kompression unter Reanimation nicht sicher ausschließt und die Effektivität der Thoraxkompressionen beeinträchtigen kann.

- Unterbrechungen der Thoraxkompressionen sollten auf ein Minimum beschränkt werden und maximal zehn Sekunden andauern, soweit dies für spezifische Interventionen (Defibrillation, Atemwegssicherung) unbedingt erforderlich ist.
- Die Handposition zur Thoraxkompression muss bei fortgeschrittener Schwangerschaft (drittes Trimester) möglicherweise etwas höher auf dem Sternum (weiter Richtung Jugulum) gewählt werden.
- Die Masken-Beutel-Beatmung kann wegen des erhöhten intraabdominellen Drucks und der veränderten oberen Atemwege erschwert sein; sie sollte mit moderatem Druck, Guedeltubus, unter Einsatz der 2-Hand-Methode und mit 100 Prozent Sauerstoff erfolgen.
- Bis zur definitivenen Atemwegssicherung muss jederzeit Absaugbereitschaft bestehen (Absaugung an, dicker Absaugkatheter aufgesteckt und unmittelbar griffbereit).
- So früh wie möglich soll das medizinische Notfallteam alarmiert werden. In Geburtskliniken, in denen ein Notfallteam nicht unmittelbar zur Verfügung steht, muss die Notfallausstattung des Kreißsaals einen Automatischen Externen Defibrillator (AED) umfassen.
- Mit Beginn der Reanimation müssen die Vorbereitungen zum Notkaiserschnitt beginnen, beispielsweise durch Auslösen des Notsectio-Alarms. Bei Ausbleiben des unmittelbaren Reanimationserfolgs soll die Notsectio (bei mehr als 20 SSW) innerhalb von fünf Minuten nach Start der Reanimation erfolgen.

Spezielle Maßnahmen:
- Bei Vorliegen eines defibrillierbaren Rhythmus (Kammerflimmern, pulslose ventrikuläre Tachykardie) soll baldmöglichst defibrilliert werden. Hinsichtlich der Elektrodenposition und Energiewahl (je nach Herstellerangaben 120–200 Joule für den initialen Schock und gegebenenfalls Eskalation der Energie) gibt es keine Besonderheiten im Vergleich zur Standardreanimation.
- Wegen des deutlich erhöhten Aspirationsrisikos in der Spätschwangerschaft soll die Atemwegssicherung baldmöglichst durch eine endotracheale Intubation erfolgen. Aufgrund der ödematös veränderten Atemwege muss unter Umständen ein etwas geringerer Tubusdurchmesser gewählt werden.
- Die endotracheale Intubation kann bei schwangeren Patientinnen erschwert sein. Daher müssen entsprechende Hilfsmittel (Alternativer Atemweg, Videolaryngoskopie) unmittelbar verfügbar und das Team im Management des schwierigen Atemwegs trainiert sein.
- Misslingt die endotracheale Intubation, so kann ein supraglottischer Atemweg (möglichst mit ösophagealem Drainagekanal) eingesetzt werden. Die Durchführung des Notkaiserschnitts darf nicht durch das Airway-Management verzögert werden – notfalls erfolgt die Beutel-Masken-Beatmung bis zur Kindesentwicklung.
- Liegt ein venöser Zugang noch nicht vor oder ist er im Rahmen des Notfallgeschehens disloziert, so muss umgehend eine (Neu-)Anlage erfolgen. Wegen der zeitlichen Dringlichkeit ist meist der intraossäre Zugangsweg die erste Wahl.

- Die Wirkung von an den unteren Extremitäten applizierten Medikamenten kann durch die aortokavale Kompression eingeschränkt sein, daher sind Punktionsorte an oberen Körperhälfte zu bevorzugen.
- Da die Reanimation in der Spätschwangerschaft immer eine Kaiserschnittenbindung nach fünf Minuten erfordert, muss frühzeitg an die Alarmierung eines kompletten Notsectio-Teams gedacht werden:
  - zwei Ärzte/Ärztinnen Geburtshilfe
  - zwei Hebammen
  - zwei OP-Pflegekräfte
  - ein bis zwei Anästhesisten/Anästhesistinnen
  - eine Anästhesiepflegekraft
  - ein/e Neonatologe/Neonatologin
  - eine Pflegekraft Neonatologie
- Während der Reanimation müssen folgenden Ursachen des Kresilaufstillstands eruiert und behandelt werden, wenn diese vorliegen:
  - **A**naesthetic complications (Anästhesiekomplikationen)
  - **B**leeding (Blutverlust)
  - **C**ardiovcascular (kardiovaskuläre Ursachen)
  - **D**rugs (Medikamente)
  - **E**mbolic (Thromboembolie/Fruchtwasserembolie)
  - **F**ever (fieberhafte Erkrankungen/Sepsis)
  - **G**eneral nonobstetric causes (generelle nicht-geburtshilfliche Ursachen: 4 Hs + HITS)
  - **H**ypertension (maligner Hyperonus)

8.2.3 Erstellung des Szenarios

Vorbereitung:
Räumlichkeiten
- Kreißsaal/Simulationskreißsaal mit Kreißbett
- Notsectio-OP/Simulations-Notsectio-OP mit Narkosearbeitsplatz und OP-Ausstattung und (fakultativ) Arbeitsplatz zur Neugeborenen-Erstversorgung

Patientendarstellung
- *initial:* Schauspielerin/Darstellerin mit Low-Fidelity-Uterus-Simulator (zum Beispiel Mama Natalie®)
- im Verlauf: Schwangerensimulator; *alternativ*: ALS-Reanimationsphantom mit Low-Fidelity-Uterus-Simulator (zum Beispiel Mama Natalie®). Die eingesetzten Simulatoren/Phantome sollten eine Qualitätskontrolle von Thoraxkompression und Beatmung ermöglichen. Die Umsetzbarkeit der Kindsentwicklung per Sectio muss vorher geprüft bzw. vorbereitet werden.
- *fakultativ:* Neugeborenen-Simulator oder Neugeborenen-ALS-Reanimationsphantom

Geräte/medizinisches Material
- Simulations-CTG oder CTG (falls Simulator CTG-fähig), *alternativ*: ausgedruckte CTG-Streifen, die szenengerecht eingesetzt werden (möglichst mit passender Audio-Datei)
- Vitalfunktionen-Monitor zur mütterlichen Überwachung, welcher entweder als Einzelgerät oder in CTG integriert ist oder Simulations-Monitoring; *alternativ*: Simulation mütterlicher Vitaldaten über eine appbasierte Simulationsprogramme mittels Touchpad
- Notfallausstattung als Wagen, Koffer oder Rucksack zur Basisreanimation
- Anästhesiewagen mit Medikamenten, Intubationsausrüstung, alternativem Atemweg (fakultativ: Videolaryngoskopie), Infusionslösungen, intraossärer Punktion; *alternativ*: Anästhesieequipment in Tasche/Koffer
- Narkosearbeitsplatz mit Anästhesieventilator, Vitaldatenmonitoring/Simulationsmonitor, Absaugung, Infusionsständer; *alternativ*: Stand-Alone-Monitor/Simulationsmonitor und tragbares Beatmungsgerät
- OP-Arbeitsmaterial mit OP-Besteck, Abdecktüchern, Absauggerät (oder Attrappe), HF-Gerät (oder Attrappe)
- *fakultativ:* Neugeboren-Erstversorgungsplatz mit Vitalmonitoring/Simulationsmonitor, Notfallausstattung einschl. Airway-Management, Beatmungsgerät, Wärmestrahler (oder Attrappe)

Kommunikationsmittel: drei bis vier Telefone (DECT) mit (Übungs-)Telefonverzeichnis

Personelle Ressourcen:
- Patientinnen-Darstellerin/Schauspielerin
- Darsteller/-in Begleitperson
- zwei Instruktoren/Instruktorinnen
- Trainings-Teammitglieder:
    - zwei Hebammen
    - zwei Ärzte/Ärztinnen Geburtshilfe
    - ein/e Anästhesist/-in
    - eine Anästhesiepflege;
  fakultativ:
    - zwei OP-Pflegekräfte
    - ein/e Neonatologe/Neonatologin
    - eine Pflegekraft Neonatologie

Schriftliche Unterlagen/Dokumente:
- Mutterpass
- Krankenakte
- Laborbefunde

- *fakultativ*: Ultraschallbilder
- *falls CTG-Simulation nicht möglich*: CTG-Streifen

Fallbeschreibung:
- 38-jährige Zweitgebährende, 38. SSW (Spontangeburt vor drei Jahren); vor etwa einer Stunde erschienen
- keine Risikofaktoren im Mutterpass
- Wehen treten alle zwei bis drei Minuten auf; PDA gewünscht

8.2.4 Szenarienablauf

Da ein Kreislaufstillstand in der Schwangerschaft durch zahlreiche Ursachen (vgl. Abschnitt „Therapiekonzept – spezielle Maßnahmen") ausgelöst werden kann, sind verschiedene Szenarien denkbar und realistisch. Da allerdings einige spezielle Krankheitsbilder (Blutung/Atonie, Eklampsie) bereits durch andere Szenarien abgedeckt werden, empfiehlt es sich, die Auslösensituationen für die mütterliche Reanimation auf die verbleibenden Ursachen zu beschränken.

Szene 1
Das Szenario beginnt mit einer Routinesituation, der Aufnahme einer Zweitgebährenden ohne Besonderheiten im langfristigen Schwangerschaftsverlauf. Folgende Varianten für Szene 1 sind denkbar:
a) Die adipöse Erstgebärende (38+2 SSW) (BMI = 48 kg/m²) erlitt vor fünf Tagen eine Verstauchung des oberen Sprunggelenks die mit einem Stützverband versorgt wurde. Nach der Erstuntersuchung klagt sie über leichte Atemnot und möchte sich aufsetzen. Im weiteren Verlauf nimmt die Atemnot zu, die Schwangere wird unruhig, die Begleitperson fragt nach Sauerstoff. Die Dienstärztin wollte bereits einen intravenösen Zugang legen, dies ist aber nicht gelungen.
b) Die 37-jährige (2G/1P) 35+2 SSW berichtet über eine seit fünf Tagen bestehende Mittelohrentzündung, die zum Schutz des Kindes bisher nicht antibiotisch behandelt wurde. Seit zwei Tagen habe sie hohes Fieber und fühle sich sehr schlecht. Beim Aufstehen werde ihr sofort schwindelig. Ein intravenöser Zugang wurde gelegt und abgestöpselt.
c) Die Schwangere war in der Badewanne und hat sich nun mithilfe der Begleitperson auf das Kreißbett gelegt; wegen des zunehmenden Wehenschmerzes hat die vorherige Hebammenschicht eine Kurzinfusion mit 100 mg Meptazinol infundiert. Die Schwangere klagt über Schwindelgefühl und Übelkeit; sie möchte baldmöglich eine PDA.
d) Die sportliche Schwangere ist bisher unkompliziert und kommt mit den Wehen gut zurecht; sie hat keine besonderen Wünsche und möchte sich noch etwas ausruhen. Sie hat keinen intravenösen Zugang.

In der Szene 1 wird die Schwangere durch eine Darstellerin/Schauspielerin gespielt. Sie beantwortet die Fragen zu jetziger Anamnese und Beschwerden. In diesem Szenario zeigt sich der Zustand so kompensiert bzw. von vornherein unauffällig, dass die Schwangere durchaus kurz mit der Begleitperson allein gelassen werden kann. Nach dem Kennenlernen von Darstellerin und Trainingshebamme und dem Austausch der relevanten Informationen kommt es zu einem Anruf an die Hebamme von einer Kollegin, die in den OP muss und die Hebammen bittet, im Kreißsaal nebenan nach dem CTG zu sehen.

Szene 2
Kollaps/Bezugshebamme allein im Raum
Im Verlauf aller Varianten kommt es in Abwesenheit der Hebamme zum plötzlichen Kollaps der Patientin mit Kreislaufstillstand. Sofern ein intravenöser Zugang gelegt war, disloziert dieser beim Kollaps ebenso wie die CTG-Ableitung. Die Alarmierung der zuständigen Hebamme erfolgt durch die Begleitperson.
– Befund: Bewusstlosigkeit, Atemstillstand, keine weiteren Lebenszeichen

Szene 3
Reanimation/Team wird erweitert
Laufende Reanimation erfolgt mit mehreren Helfern, eine möglichst kontinuierliche Thoraxkompression und Beatmung sowie frühzeitige EKG-Diagnostik sollen vorgenommen werden
– EKG-Befund: pulslose ventrikuläre Tachykardie (defibrillierbarer Rhythmus)
– Teamentscheidung: Notsectio

Szene 4
Notsectio/Rückkehr der Spontanzirkulation (ROSC)
Nach Entbindung des Kindes durch Notsectio kommt es zum Rückkehr der Spontanzirkulation.
– Befund: Sinus-Tachykardie 110/min, RR 85/50, SpO2 94 Prozent, Bewusstlosigkeit
– Team-Entscheidung: Post-Resuscitation-Care, Verlegung auf Intensivstation nach Beendigung der OP
– *Alternative*: ROSC ohne Sectio vier Minuten nach Kollaps nach der zweiten Defibrillation (wenn kein Material/Raum zum Training der Notsectio zur Verfügung steht)

Die Neugeborenenversorgung steht nicht im Fokus dieses Szenarios und kann somit nur angespielt werden bzw. unkompliziert sein und betrifft daher lediglich Team- und Kommunikationsaspekte.

Tab. 8.2: Szenarienkript.

	Szene 1	Szene 2	Szene 3	Szene 4
Situation	kompensierter Zustand	Kollaps	laufende Reanimation	Notsectio
Mutter	eventuell leichtere Beschwerden	Kreislaufstillstand	Kreislaufstillstand	ROSC
Kind	unauffällig	keine CTG-Ableitung	CTG schlecht	Kind stabil
Wichtigste Aktion	–	effektive Basismaßnahmen Hilferuf	Defibrillation Notsectio-Entscheidung	Post-Resucitation-Care

8.2.5 Nachbesprechung (Debriefing)

Der Beginn erfolgt nach dem Standardschema der Nachbesprechung.

Additive Punkte der Nachbesprechung:
– Waren Anamneserhebung, Untersuchung und Monitoring ausreichend?
– Information der Begleitperson zur Alarmierung vor Verlassen des Raumes
– Erfolgte eine rasche Diagnose des Kreislaufstillstandes?
– Wurde sofort Hilfe angefordert?
– Erfolgte eine sofortige effektive Thoraxkompression?
– Effektive 2-Helfer-CPR?
– Hatte das Team suffiziente Informationen?
– Alarmierung MET (medical emergency team)
– Wurde ein defibrillierbarer Rhythmus erkannt und therapiert?
– Erfolgte die rechtzeitige Stellung der Notsectio-Indikation?
– War die Notsectio-Alarmierung adäquat?
– War die Kommunikation im Notsectio-Team adäquat?
– War es die frühestmögliche Entbindung?
– Erfolgte eine adäquate Post-Resuscitation-Care?
– Abarbeitung der Differenzieldiagnosen und reversiblen Ursachen: (ABCDEFH + 4 Hs (**H**ypoxie, **H**ypovolämie, **H**ypothermie, **H**ypokaliämie) + HITS (**H**erzbeuteltamponade, **I**ntoxikation, **T**hromboembolie, **S**pannungspneumothorax)
– Organsiation post-operative Intensivtherapie

Peter Widschwendter
8.3 Nabelschnurvorfall/Notsectio

8.3.1 Lernziele

- Gedanke an das Krankheitsbild nach gehörter Anamnese
- primär vaginale Untersuchung (manuell) und sofortige Kontrolle der Herztöne (Sonographie)
- Lagerung der Patientin (Becken hoch)
- Vorgehen in Abhängigkeit des Zustandes des Feten
- Ressourcen anfordern
- klare und deutliche Kommunikation über Befund sowie weiteres Vorgehen mit Patientin und Team
- Dokumentation

8.3.2 Einführung

Der Nabelschnurvorfall ist ein seltener aber umso gefährlicherer geburtshilflicher Notfall (Inzidenz 0,1–0,6 Prozent, bei Beckenendlage bis zu einem Prozent) [18]. Man unterscheidet eine okkulte (Nabelschnur zwischen vorangehendem Kindsteil und Zervix) und eine offenkundige Form (Nabelschnur bereits vor den vorangehenden Kindsteil verlagert) [16, 17]. Beckenendlage, Amniotomie (zum Beispiel beim zweiten Zwilling), Frühgeburtlichkeit oder Mehrgebärende sollten den Geburtshelfer wie auch der Hebamme als Risikofaktoren für einen Nabelschnurvorfall bekannt sein.

Typische Fehler:
- Es wird trotz der typischen Anamnese (vorzeitiger Blasensprung mit Beckenendlage und Frühgeburt, Polyhydramnion) nicht sofort an dieses Krankheitsbild gedacht.
- Notsectio wird immer ausgelöst unabhängig von der fetalen Herzfrequenz, so wäre eine eilige Sectio – mit Spinalanästhesie in Seitenlage gestochen – eine medizinisch sinnvolle Alternative.
- zu spätes Anfordern der personellen Resourcen

Pathophysiologie:
Der Nabelschnurvorfall ereignet sich in der Regel bei Patientinnen mit hinweisender Anamnese. Patientinnen mit Feten in Beckenendlage und Frühgeburtlichkeit sowie vorzeitigem Blasensprung weisen wie auch Feten mit Polyhydramnion ein höheres Risiko für einen solchen Vorfall auf. Auch Zwillingsgeburten, und hier insbesondere der zweite Zwilling weisen ein höheres Risiko für einen Nabelschnurvorfall auf, da sich die Nabelschnur im kleinen Becken noch in sämtliche Richtungen bewegen kann, bis der führende Teil den Geburtsweg durch Duck von oben bzw. nach Blasensprung abdichtet. Ein fetaler Kopf, der fest im Beckeneingang unter regelmäßiger Wehentätigkeit nach unten gedrückt wird, schließt das Risiko eines Nabelschnurvorfalls nahezu aus.

Typische Konstellationen im Rahmen der Simulation bei Nabelschnurvorfall:
- Beckenendlage (fehlendes Abdichten der Geburtswege bzw. Herausrutschen der Nabelschnur zwischen den fetalen Beinen)
- Frühgeburtlichkeit mit Blasensprung (langer stationärer Aufenthalt)
- Zwillinge (zweiter Zwilling bei Blasensprung, noch bevor dieser ins Becken eingetreten ist beispielsweise in Querlage)
- Querlage
- Polyhydramnion mit Blasensprung (gegebenenfalls wechselnde Kindslagen)

Therapiekonzept:
Die Patientin sollte sofort in eine Position gelagert werden, in der die Nabelschnur und das Ungeborene durch die Schwerkraft nach kranial zu bewegen (Knie-Ellenbogenlage oder Beckenhochlagerung). Die untersuchende Hebamme bzw. der Arzt sollte bis zur Klärung der Herztöne mittels Ultraschall die untersuchende Hand in der Scheide der Patientin belassen, um zusätzlich ein Hochschieben des vorangehenden Kindsteiles zu gewährleisten. Das Auslösen eines Notsectio-Alarms muss nicht zwingend erfolgen, es sei denn, das Ziel besteht in einer schnellstmöglichen Versammlung der weiteren Personen (Geburtshelfer, Anästhesie, Pflegepersonal) im Kreißsaal. Die sofortige Anwesenheit des geburtshilflichen Oberarztes ist zwingend notwendig. Sonografisch wird der Zustand des Feten schnellstmöglich beurteilt. Im Falle normaler Herztöne wird die Patientin in der Beckenhochlagerung verbleiben und ruhig die Sectio vorbereitet. Die Anlage der Spinalanästhesie kann, so der Anästhesist dies beherrscht, in Seitenlage erfolgen. Im Falle eines Herztonabfalls (Bradykardie) kann durch die Gabe von Partusisten intravenös (der Zugang muss zuvor gelegt werden) und eine möglichen nochmaligen Lageveränderung eine Erholung der Herztöne abgewartet werden. Sollten sich die Herztöne nicht erholen, so sollte eine Notsectio durchgeführt werden.

8.3.3 Erstellung des Szenarios

Vorbereitung:
- Simulationsraum
- Simulator
- Sprecherin (spricht die Patientin)
- CTG
- Notsectio-Equipment
- Anästhesieturm

Personelle Ressourcen:
- zwei Instruktoren

Teammitglieder:
- Hebamme
- gegebenenfalls Hebammenschülerin (Alternative: eine Stationskrankenschwester, da sich ein NS-Vorfall ebenso im Patientenzimmer ereignen kann)
- Assistenzarzt
- Oberarzt
- Anästhesist
- Anästhesieschwester
- gegebenenfalls OP-Schwester

Schriftliche Unterlagen/Dokumente:
- Mutterpass
- Krankenakte
- Ultraschall (Polyhydramnion, Beckenendlage)

Fallbeschreibung:
- Patientin 35-jährig, IIIG IP Z.n. Spontanpartus vor zwei Jahren 40. SSW (4 100 g), Z. n. Abortus completus 7 SSW vor vier Jahren
- aktuell: 36+3 SSW, II BEL mit beginnender Wehentätigkeit und leichter vaginaler Blutung in der Aufnahme

Sonographie:
- II. BEL, Schätzgewicht 2 950 g, Fruchtwasser obere Norm, Plazenta am Fundus ohne Auffälligkeiten, gute Kindsbewegungen
- CTG: baseline 145 spm, undulatorische Oszillation, sporadische Akzelerationen, keine Dezelerationen
    - Gesamtbeurteilung: unauffällig

8.3.4 Szenarienablauf

Szene 1

Szenarien können in unterschiedlicher Form begonnen werden:
- Der zweite Zwilling sollte nun geboren werden, dabei kommt es zum NS-Vorfall.
- Die Patientin liegt seit vier Wochen auf Station wegen vorzeitigen Blasensprungs in der 26. SSW und nun deutlich zunehmender Wehentätigkeit (dabei spürt sie etwas in der Scheide).

Die Patientin stellt sich mit beginnender Wehentätigkeit und leichter, unterperiodenstarker Blutung in der Kreißsaalaufnahme vor. Diese Aufnahme wird von einer Schauspielerin (am besten geeignet ist hier eine Hebamme) gesprochen. Beim Gang in die Aufnahme wird dann auf den Simulator gewechselt. Die Schauspielerin geht an das Kopfende des Simulators und spricht als Patientin weiter (für eine gute Kommunikation).

Die Schwangerschaft sei bisher unauffällig gewesen, sie berichtet jedoch, dass das Fruchtwasser an der oberen Norm vom FA gemessen wurde. Auf die Frage nach einer Diabetes verneint die Patientin, der OGTT sei in der 27. SSW unauffällig gewesen. Bei ihrer ersten Geburt wurde kein Screening durchgeführt, das Gewicht des Kindes war 4100g und hatte postpartal Probleme, den Blutzucker zu halten (wenige Tage Aufenthalt in der Kinderklinik). Die Patientin sollte zur weiteren Überwachung aus dem Untersuchungszimmer in den Kreißsaal verlegt werden um dort mit ihr das weitere Vorgehen zu besprechen. Beim Aufstehen kommt es zum Blasensprung, die Patientin spürt „irgendetwas" in der Scheide. Sie wird nochmals im Untersuchungszimmer hingelegt und vaginal untersucht, dabei fällt der Hebamme auf, dass kleine Kindsteile oder Nabelschnur bei einem zirka vier Zentimeter geöffneten Muttermund tastbar sind.

Szene 2
Assistenzarzt und Hebamme: Nabelschnurvorfall. Bei der Sonographie fällt eine Bradykardie von 60 spm auf trotz Beckenhochlagerung und Tokolyse. Der Ruf nach mehr personeller Resourcen erfolgt.

Szene 3
Der Oberarzt ist anwesend, er vergewissert sich nochmals hinsichtlich des Befunds und bestätigt die Diagnose. Ein weiterer Versuch mit Tokolyse, Lagerungsveränderung und Hochschieben des vorangehenden Kindsteiles.

Szene 4
Der Notsectio-Alarm wird ausgelöst. Das Zusammenspiel zwischen Hebamme, geburtshilflichen Ärzten, Anästhesisten, Anästhesiepflege und OP-Schwestern sowie Neonatologen bei der Durchführung einer Notsectio steht im Fokus der Beobachtung.

Tab. 8.3: Szenarienkript Nabelschnurvorfall.

	Szene 1	Szene 2	Szene 3	Szene 4
Situation	Aufnahme im KRS	Blasensprung, Nabelschnurvorfall	Diagnose sichern, Ressourcen anfordern	Notsectio
Mutter	normales Gespräch	Mitteilung über Diagnose	Beruhigung der Mutter	kurze Information bezüglich des Notfalls – schnelles Handeln nötig
Kind	unauffälliges CTG	Abfall der HTs	keine Erholung der HTs	Geburt eines deprimierten Neugeborenen

8.3.5 Nachbesprechung (Debriefing)

Der Beginn erfolgt nach dem Standardschema der Nachbesprechung.

Additive Punkte der Nachbesprechung:
- Wer hat die Diagnose gestellt?
- Wurde die Diagnose für alle im Raum anwesenden Personen hörbar ausgesprochen?
- Wer hatte ab dem Zeitpunkt der Diagnosestellung „Nabelschnurvorfall" das Kommando?
- War eine strukturierte Einteilung oder ein Ablauf gegeben?
- Erstbefunder belässt die Hand in der Scheide der Patientin.
- Wer holt das Sonogerät?
- Wer ruft weitere Personen dazu (Oberarzt, zweite Hebamme)?
- Wurden alle therapeutischen Optionen ausgeführt (Tokolyse, manuelles Hochschieben der Nabelschnur, Beckenhochlagerung)?
- Wurde mit der Patientin in jeglichen Situationen ausreichend kommuniziert?
- Zusammenspiel zwischen den Berufsgruppen bei der Notsectio?

Franz Kainer
8.4 Postpartale Blutung

8.4.1 Lernziele

- Erkennen der Hauptrisikofaktoren und Ursachen für eine peripartale Blutung
- Dringlichkeit der frühzeitigen Therapie erkennen und rasch Hilfe holen
- primäre Infusionstherapie
- Labordiagnostik, Bereitstellung von Erythrozythenkonzentraten und/oder Thrombozytenkonzentraten
- Uteruskompression, Oxytocin-Gabe, gegebenenfalls Prostaglandine
- effektive Kommunikation mit der Patientin und dem Team
- ausreichende und klar verständliche Dokumentation

8.4.2 Einführung

Peripartale Blutungen sind weltweit die Hauptursache der Müttersterblichkeit. Anhand von retrospektiven Analysen konnte gezeigt werden, dass über 50 Prozent der Patientinnen bei einer adäquaten Therapie überlebt hätten [11, 12].

Typische Fehler im Management der peripartalen Blutung:
- zu späte Diagnose
- Unterschätzung des Blutverlustes
- keine eindeutige Kommunikation des Schweregrades der Blutung an die Teammitglieder
- unzureichende Infusionstherapie und medikamentöse Therapie
- zu späte Bereitsstellung von Erythrozythenkonzentraten
- zu späte operative Intervention (Ballon, Z-Naht, Hysterektomie)

Pathophysiologie:
Die Schwangere hat typischerweise ein erhöhtes Blutvolumen von sechs bis sieben Litern bei einer Erhöhung der Koagulationsparameter wie Fibrinogen, Faktor VII, VIII und IX. Dadurch ist eine wichtige Reserve bei schweren Blutungen vorhanden. Ein Blutverlust von 500 Milliliter führt daher zu keiner Beeinträchtigung der Patientin.

Bei einer ausgeprägten Blutung wird die weitere Blutung durch mehrere Faktoren verstärkt. Einerseits kommt es durch die Blutung zu einem Verlust von gerinnungsaktiven Substanzen. Eine übersteigerte Hyperfibrinolyse führt zu einem raschen Verbrauch von Gerinnungsfaktoren mit einer Destabilisierung der Gerinnung.

Typische Konstellationen im Rahmen der Simulation bei peripartaler Blutung:
- Atonie: (70 bis 90 Prozent) mit oder ohne Plazentaretention: Es kommt meist zu schwallartiger dunkler Blutung aus der Scheide. Bei manueller Kompression des Uterus neuerlich reichlich Koagelabgang.

- Geburtsverletzungen: Der Verdacht auf ausgeprägte Scheiden- oder Zervixrisse ist meist zuverlässig durch eine unmittelbar nach der Geburt auftretende hellrote Blutung zu diagnostizieren. Schwer zu diagnostizieren sind Blutung in das Parametrium sowie Uterusrupturen, die erst nach Geburt des Kindes symptomatisch werden.
- Vorzeitige Plazentalösung: Die typischen Dauerschmerzen mit bretthartem Uterus sind erst ein Spätzeichen. Tritt diese Symptomatik auf, dann ist in vielen Fällen das Kind bereits abgestorben. Intrapartale Hinweiszeichen sind ein pathologischer CTG-Befund verstärkter vaginaler Blutung. Kommt es zu keiner Blutung nach außen, so ist die vorzeitige Lösung nur mit der Ultraschalluntersuchung zu erkennen.
- Plazenta previa: Eine hellrote Blutung, meist ohne Schmerzsymptomatik ist das typische Kennzeichen einer Blutung bei Plazenta previa. Bei gleichzeitigem Vorliegen einer Plazenta percreta oder accreta tritt die schwere Blutung im Zusammenhang mit der Plazentalösung auf. Dies kann sowohl bei der Sectio als auch bei der vaginalen Geburt auftreten.

Therapiekonzept:
Das Standardprotokoll der Behandlung von Blutungskomplikationen im Kreißsaal ist im deutschsprachigen Raum der sogenannte DACH-Algorithmus (Leitlinie 015/063). In einem Stufenkonzept werden dabei die notwendigen Schritte aufgeführt.

8.4.3 Erstellung des Szenarios

Vorbereitung:
- des Trainingsraumes
- des Simulators
- der Schauspielerin

CTG-Monitoring, Notsectio-Equipment, Anästhesieturm, Neonatologie-Erstversorgung, Darstellung der Blutung:
- Welche Blutungskonstellation soll simuliert werden?
- Wie soll die Blutung simuliert werden (künstliches Blut, rotes Tuch, Angabe in Millilietern)?
- Wann soll die Blutung auftreten?
- Abfolge der Blutung
- Reduzierung der Blutung bei erfolgreicher Therapie

Personelle Ressourcen:
- mindestens zwei bis drei Instruktoren (Zuteilung welcher Instruktor für welche Teammitglieder zuständig ist)

8.4 Postpartale Blutung

POSTPARTALE BLUTUNG | Handlungsalgorithmus

nach vaginaler Geburt oder in der postoperativen Überwachungsphase nach Sectio caesarea
© 2012: PPH-KONSENSUS – Gruppe (D-A-CH)

	Klinische Symptome	Allgemeine/operative Maßnahmen	Medikamente

STEP 1	Dauer max. 30 min nach Diagnosestellung
	• vaginale Blutung
	  > 500 ml nach vaginaler Geburt
	  > 1000 ml nach Sectio caesarea
	  CAVE: Unterschätzung ! Messsystem !
	• Patientin kreislaufstabil
		HINZUZIEHEN Oberarzt	Facharzt Geburtshilfe	INFORMATION Anästhesie
				• zwei intravenöse Zugänge (mindestens ein großlumiger)
				• Type&Screen/Notfalllabor/EKs bereitstellen
				• Volumengabe (z. B. Kristalloide/Kolloide)
				• Blase katheterisieren
				• Blutverlust messen
				• rasche Abklärung der Blutungsursache (4 Ts)
				  • Uterustonus (Tonus-Atonie?)
				  • Plazentainspektion (Tissue-Plazentatest?)
				  • Speculumeinstellung (Trauma-Geburtskanal?)
				  • Gerinnung (Thrombin-Laborwerte?)
				• Uteruskompression – Ultraschall
				PARALLEL
					• OXYTOCIN (Syntocinon®) 3–5 IE (1 Amp.) als Kurzinfusion und 40 IE in 30 min (Infusion/Perfusor)
					ODER
					• CARBETOCIN (Pabal®) 100 μg (1 Amp.) in 100 ml NaCl 0,9 % als Kurzinfusion
					bei starker persistierender Blutung STEP 2,
					bei moderat persistierender Blutung evtl.
					• MISOPROSTOL (Cytotec®) 800 μg (4 Tbl. à 200 μg) rektal

STEP 2	Dauer max. 30 min (= 60 min nach Diagnosestellung)
	• anhaltend schwere Blutung
	• Patientin kreislaufstabil
		HINZUZIEHEN Anästhesie	Alarmierung OP-Team	ORGANISATION OP-Saal TRANSFERKRITERIEN überdenken
				• OP-Vorbereitung
				• Ausschluss Uterusruptur
				  • Nachtastung/Ultraschall
				• bei V. a. Plazentarest (nach US oder Inspektion
				  • manuelle Nachtastung
				  • ggf. Cürettage (US-Kontrolle)
					Bestellung FFP/EK TK: 3560 (kreuzen und in den Gebärsaal/ OP bringen lassen)
					• SULPROSTON (Nalador®) 500 μg (1 Amp.; max. 3 Amp. pro 24 h) nur über Infusomat/Perfusor
					• 2 g TRANEXAMSÄURE intravenös (Cyclocapron®) vor Fibrinogengabe
					Bei persistierender schwerer Blutung (ca. 1500 ml Gesamtblutverlust)
					• FIBRINOGEN 2–4 g (Haemocomplettan®)
					• FFP/EK erwägen

STEP 3	• therapierefraktäre schwere Blutung und kreislaufstabile Patientin **oder** • hämorrhagischer Schock **ZIEL** • hämodynamische Stabilisierung (temporärer) Blutungsstop • Optimierung von Gerinnung und Erythrozytenkonzentration • Organisation von STEP 4	TRANSFERKRITERIEN überdenken	HINZUZIEHEN Anästhesie INFORMATION der bestmöglichen personellen Expertise **CAVUMTAMPONADE** • Ballooneinführung unter Ultraschallkontrolle • ausreichendes Auffüllen des Ballons (Sulproston weiter) • leichten Zug applizieren • alternativ Streifentamponade **BLUTUNGSSTOP** • Intensivüberwachung • BALLONDEBLOCKADE nach 12–24 Std. (ggf. nach Transfer im Zentrum) **PERSISTIERENDE oder ERNEUTE BLUTUNG** (Blutung bei liegendem Ballon oder nach Deblockade) • ggf. erneute Ballonapplikation („bridging") • obligat STEP 4	**ZIELKRITERIEN** • Hämoglobin > 8–10 g/dl (5–6,2 mmol/l) • Thrombozyten > 50 Gpt/l • RR systolisch > 80 mmHg • pH-Wert > 7,2 • Temperatur > 35 °C • Calcium > 0,8 mmol/l

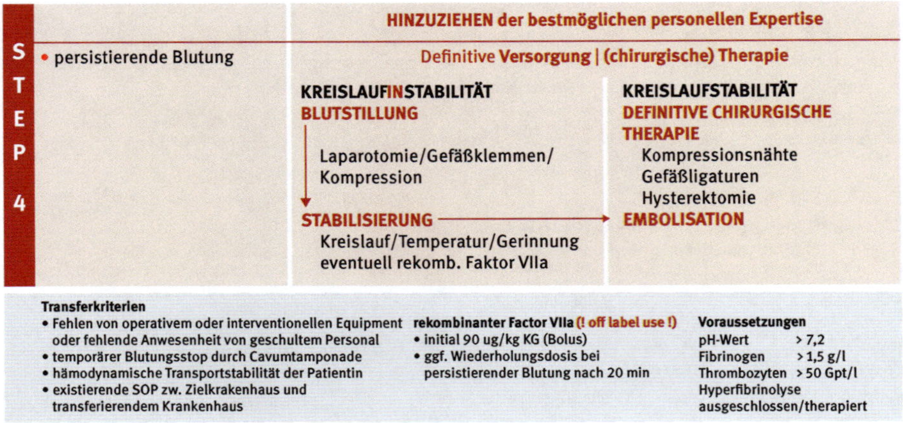

8 Beispielszenarien geburtshilflicher Notfälle

STEP 4

	HINZUZIEHEN der bestmöglichen personellen Expertise	
• persistierende Blutung	Definitive Versorgung | (chirurgische) Therapie	
	KREISLAUFINSTABILITÄT **BLUTSTILLUNG** Laparotomie/Gefäßklemmen/ Kompression **STABILISIERUNG** ──────→ Kreislauf/Temperatur/Gerinnung eventuell rekomb. Faktor VIIa	**KREISLAUFSTABILITÄT** **DEFINITIVE CHIRURGISCHE** **THERAPIE** Kompressionsnähte Gefäßligaturen Hysterektomie **EMBOLISATION**

Transferkriterien
- Fehlen von operativem oder interventionellen Equipment oder fehlende Anwesenheit von geschultem Personal
- temporärer Blutungsstop durch Cavumtamponade
- hämodynamische Transportstabilität der Patientin
- existierende SOP zw. Zielkrankenhaus und transferierendem Krankenhaus

rekombinanter Factor VIIa (! off label use !)
- initial 90 ug/kg KG (Bolus)
- ggf. Wiederholungsdosis bei persistierender Blutung nach 20 min

Voraussetzungen
pH-Wert > 7,2
Fibrinogen > 1,5 g/l
Thrombozyten > 50 Gpt/l
Hyperfibrinolyse ausgeschlossen/therapiert

Abb. 8.1: DACH-Algorithmus zur postpartalen Blutung.

– Teammitglieder:
  – Hebamme
  – Geburtshelfer (Assistent und Oberarzt)
  – Kinderarzt
  – Anästhesist mit Assistenz
  – eventuell Assistenz des Operationsteams

Schriftliche Unterlagen/Dokumente:
– Mutterpass
– Krankenakte
– Laborbefunde
– Ultraschallbilder

Fallbeschreibung:
– 40-jährige Zweitgebärende wird in der Preßphase (40 + 2 SSW) betreut.
– Anamnese: Bisher problemlose Spontangeburt (Kinder von zwei Jahren).

8.4.4 Szenarienablauf

Szene 1
Das Szenario der postpartalen Blutung beginnt mit einer Routinesituation.
Verschiedene Möglichkeiten existieren für Szene 1:
a) Spontangeburt mit Anpassungsstörung des Kindes: Das Team kümmert sich um das Neugeborene, in der Zwischenzeit tritt verstärkte Blutung auf.

b) Geburt mit Kollaps des Mannes: Das Team ist mit dem Mann beschäftigt, in der Zwischenzeit tritt die Blutung auf.
c) Zwillingsgeburt mit anschließender Atonie
d) Blutung bei manueller Plazentalösung

Eine Schauspielerin übernimmt primär die Rolle der Gebärenden, so ist ein gutes Kennenlernen der Patientin möglich. Bei einer eventuell erforderlichen Narkose oder bei der Durchführung einer Tamponade wird auf eine Simulationspuppe gewechselt. Die Schauspielerin und die Simulationspuppe liegen gemeinsam auf dem Gebärbett, wobei die Simulationspuppe unter der Decke „versteckt" wird. Beim Wechsel deckt die Schauspielerin den Simulator ab und verlässt dann das Szenario. Der Blutverlust kann mit Kunstblut dargestellt werden, es ist im Anschluss aber mit längeren Aufräumarbeiten zu rechnen. Der Blutverlust kann auch mit einem roten Tuch und einer Angabe des Blutverlustes durch den Instruktor erfolgen. Entsprechende sinnvoll ausgewählte Operationsinstrumente, um beispielsweise eine Hysterektomie anzudeuten, werden vorbereitet, ebenso wie eine allfällig notwendige Streifen- oder Ballontamponade.

Szene 2
Es tritt eine starke Blutung mit Intensivbetreuung mit Kreislaufdekompensation und subjektivem Unwohlsein auf.

Szene 3
Beginnende Dekompensation der Patientin – (RR 80/40 Puls 140; Blutverlust 2500 ml). Ballontamponade, Streifentamponade, evtl. Laparotomie, Z-Nähte, Intensivtherapie.

Szene 4
Deeskalation und Stabilisation der Patientin erfolgen nach effektivem Therapie-Management. Auch bei insuffizienter Therapie wird das Szenario rechtzeitig beendet, bevor die Patientin irreversibel zu Schaden kommt.

Tab. 8.4: Szenarienkript Postpartale Blutung.

	Szene 1	Szene 2	Szene 3	Szene 4
Situation	Spontangeburt Kind mit Anpassungsstörungen	Kreislaufkollaps	Blutungsmanagement	Stabilisation
Mutter	Kreislaufparameter, ob regelmäßige starke Wehen	Kollaps	kaum ansprechbar Eventuell Intubation	intubiert
Kind	Anpassungsstörung	stabilisiert		

8.4.5 Nachbesprechung (Debriefing)

Der Beginn erfolgt nach dem Standardschema der Nachbesprechung.

Additive Punkte der Nachbesprechung:
- Wurde die Blutung rechtzeitig diagnostiziert?
- Ist eine exakte Angabe des Blutverlustes in Millilitern erfolgt?
- War die Diagnose allen Teilnehmern bewusst?
- Wurde rechtzeitig Hilfe geholt?
- Ist eine dauerhafte manuelle Kompression des Uterus durchgeführt worden?
- Ist eine entsprechende Flachlagerung erfolgt?
- Wurden ausreichend intravenöse Zugänge gelegt?
- Ist ein entsprechendes Monitoring erfolgt?
- Ist eine exakte Abklärung der Blutungsursache (4 Ts) erfolgt?
- Wurden Blutkonserven rechtzeitig angefordert?
- Ist eine effiziente Ballontherapie erfolgt?
- Kompressionsnaht des Uterus, falls erforderlich
- Ist die Laparotomie, Hysterektomie rechtzeitig erfolgt?
- Sind entsprechende Therapieschritte (Volumengabe, Oxytocin, Prostaglandin, Fibrinogen, Tranexamsäure) entsprechend der Leitlinien erfolgt?

Elsa Hollatz-Galuschki

8.5 Präeklampsie und Eklampsie (Hypertensive Schwangerschaftserkrankung)

8.5.1 Lernziele

- rasches Erkennen der Hauptrisikofaktoren einer hypertensiven Schwangerschaftserkrankung
- Dringlichkeit der frühzeitigen Therapie erkennen und umgehend Hilfe anfordern
- Vitalparameter, Reflexe, Labordiagnostik, Ultraschall, vaginale Untersuchung
- Medikation, Entscheidung zum Prozedere, Entbindung
- effektive Kommunikation mit der Patientin und dem Team
- Organisation komplexer Abläufe im Team und ausreichende sowie klar verständliche Dokumentation

8.5.2 Einführung

Hypertensive Erkrankungen treten in sechs bis acht Prozent aller Schwangerschaften auf, tragen zu 20 bis 25 Prozent der perinatalen Mortalität bei und stehen in Europa an erster bis zweiter Stelle der mütterlichen Todesursachen. Dabei ist die Präeklampsie von besonderer Bedeutung (zehn bis 15 Prozent aller maternalen Todesfälle stehen in Zusammenhang mit einer Präeklampsie/Eklampsie), weltweit ist sie für mindestens 70 000 mütterliche Todesfälle pro Jahr verantwortlich. In Europa sind mehr als 90 Prozent der maternalen Todesfälle durch PE/E potenziell vermeidbar. In Europa beträgt die Inzidenz der Präeklampsie zirka zwei Prozent [13].

Typische Fehler im Management der hypertensiven Schwangerschaftserkrankung:
- Diagnose erfolgt zu spät
- erhöhter Blutdruck, Reflexe, Lichtscheu nicht bemerkt
- Dauerschmerz im Oberbauch und Übelkeit trivialisiert
- zu späte Mg-Infusion
- mangelhafte Kommunikation mit anderen Fachabteilungen

Pathophysiologie:
Die Pathogenese der hypertensiven Schwangerschaftserkrankungen ist bis heute nicht vollständig geklärt. Genetische, immunologische und vaskuläre Faktoren stellen eine Risikodisposition dar [14]. Ebenso stellt die Dysbalance zwischen proangiogenen und antiangiogenen Faktoren eine entscheidende pathophysiologische Grundlage für die Entstehung der Präeklampsie dar.

Daraus folgt, dass die kausale Therapie letztendlich die Entbindung bzw. die Entfernung der Plazenta darstellt, was korrelierend mit dem Gestationsalter erhebliche Konsequenzen bezüglich der Reife des Feten zur Folge hat und somit bedeutend zur perinatalen Morbidität und Mortalität beiträgt.

Die Schwangere mit einer hypertensiven Schwangerschaftserkrankung zeigt in der Regel zu Beginn eine Zunahme der Ödeme an Händen, Füßen und Gesicht. Ansteigende Blutdrücke, Oberbauchbeschwerden, Übelkeit, Erbrechen, Kopfschmerzen, Flimmersehen, Thrombozytopenie und Leberwerterhöhungen und ein eklamptischer Anfall gehören zu den Leitsymptomen, welche unterschiedlich ausgeprägt sein können und in beliebiger Reihenfolge auftreten. Neben dem oft vergesellschafteten Feten mit intrauteriner Wachstumsretardierung mit Doppler und CTG-Pathologie besteht ein erhöhtes Risiko einer vorzeitigen Plazentalösung.

Typische Konstellationen im Rahmen der Simulation bei hypertensiven Schwangerschaftserkrankungen:
- mittelschwere Präeklampsie mit grenzwertigem Labor im raschen Geburtsverlauf, die durch Magnesiuminfusion und Blutdrucksenkung soweit stabilisiert werden kann, dass eine rasche Spontangeburt angestrebt wird und forciert werden kann
- schwere Präeklampsie in einer frühen Schwangerschaftswoche mit IUGR, die im Verlauf kurzfristig stabilisierbar ist, dann aber in der vorzeitigen Plazentalösung gipfelt
- überraschender eklamptischer Anfall mit Bradykardie und Notsectio
- eklamptischer Anfall direkt postpartal

Therapiekonzept:
- maternale und fetale Zustandsdiagnostik (hypertensiver oder fetaler Notfall?)
- schnellstmögliche Blutdruckmessung bei Aufnahme (gegebenenfalls Wiederholung nach Adaptationsphase) mit anschließender engmaschiger Blutdruckmessung bis zur Stabilisierung
- Ausschluss Prodromalsymptome (zentrale Symptome, Oberbauchschmerz)
- Aufnahme CTG (ab Lebensfähigkeit)
- Proteinurie-Diagnostik mittels Teststreifen bei Aufnahme
- Labor nach Klinikstandard
- Ultraschall (Biometrie/Dopplersonographie)
- Stabilisation der Kreislaufparameter
- Magnesiumsulfatinfusion (initial vier bis sechs Gramm intravenös)
- antihypertensive Therapie
- RDS-Prophylaxe beginnen
- Entbindung

8.5.3 Erstellung des Szenarios

Vorbereitung:
- des Trainingsraumes
- des Simulators
- der Schauspielerin

8.5 Präeklampsie und Eklampsie (Hypertensive Schwangerschaftserkrankung) — 111

CTG-Monitoring, Notsectioequipment, Anästhesieturm, Neonatologie-Erstversorgung.

Personelle Ressourcen:
- mindestens zwei bis drei Instruktoren (Zuteilung der Zuständgikeiten der Instruktoren in Bezug auf die Teammitglieder)Teammitglieder:
  - Hebamme
  - Geburtshelfer (Assistent und Oberarzt)
  - Kinderarzt
  - Anästhesist mit Assistenz
  - eventuell Assistenz des Operationsteams

Schriftliche Unterlagen/Dokumente:
- Mutterpass
- Krankenakte
- Laborbefunde
- Ultraschallbilder

Fallbeschreibung:
41-jährige I/0 in 35+3 SSW nach ICSI kommt von außen und klagt über Kopfschmerzen und zunehmende Wassereinlagerungen.

8.5.4 Szenarienablauf

Szene 1
Die Patientin (Schauspielerin) klingelt ohne Begleitperson an der Kreißsaaltür. Eine Hebamme geht zur Tür und nimmt sie in Empfang. Sie schildert Kofschmerzen und zunehmende Ödeme sowie Lichtscheu. Es erfolgt die Aufnahme der ersten Vitalparameter, der Urin-Befund und die CTG-Aufzeichnung.

Szene 2
Nach dem Erkennen der pathologischen Blutdruckwerte und Eiweiß im Urin erfolgt das Hinzuziehen des Assistenzarztes, Anamnese, Blutentnahme, vaginale Untersuchung, Zugang, orientierender Ultraschall. Hierbei kommt es zur akuten Verschlechterung der Symptomatik inklusive eines eklamptischen Anfalls mit Bradykardie im CTG.

Szene 3
Info OA und Anästhesie, medikamentöse Behandlung des eklamptischen Anfalls, sowie antihypertensive Medikation und Entschluß zur Notsectio bei anhaltender Bradykardie.

Szene 4
Notsectio und Beendigung des Szenarios nach Kindsentwicklung und Erstversorgung.

Tab. 8.5: Szenarienskript.

	Szene 1	Szene 2	Szene 3	Szene 4
Situation	Patientin kommt ambulant von außen mit unspezifischen Beschwerden	rasche Verschlechterung der Symptomatik mit Beginn des eklamptischen Anfalls	anhaltender eklamptischer Anfall, Indikation zur Notsectio	Fahrt in den OP und Notsectio
Mutter	leichte Symptome, Kopfschmerzen, zunehmende Ödeme, Lichtscheu, Blutdruckwerte 180/110	Kopfschmerzen, Hyperreflexie, Blutdruckwerte 200/120 mmHg, eklamptischer Anfall	Blutdruck 190/115 mmHg, anhaltender Anfall	Intubationsnarkose, Notsectio
Kind	unauffällig	zierlicher Fet, Bradykardie bei Beginn der Eklampsie	Bradykardie	Erstversorgung, rasche Erholung

8.5.5 Nachbesprechung (Debriefing)

Der Beginn erfolgt nach dem Standardschema der Nachbesprechung.

Additive Punkte der Nachbesprechung:
– Wurde die Präeklampsie/Eklampsie rechtzeitig diagnostiziert?
– Wurde die Diagnose ausgesprochen und eindeutig kommuniziert?
– War die Diagnose und der sich rasch verschlechternde Verlauf allen Teilnehmern bewusst?
– Ist ein entsprechendes Monitoring erfolgt?
– Wurde rechtzeitig Hilfe geholt?
– Wurde zeitnah ein intravenöser Zugang gelegt?
– Wurde der eklamptische Anfall korrekt eingeordnet und kommuniziert?
– Wurde die erforderliche Medikation (Magnesium, Antihypertensivum) rasch verabreicht?
– Wurde die parallel ablaufende kindliche Bradykardie bemerkt und korrekt eingeschätzt?
– Wurde der Notsectioalarm zeitlich passend ausgelöst?
– Wurde kurz vor Sectiobeginn ein Update über die Situation für Neuhinzugekommene durchgeführt (Team-Time-Out)?
– Wurde die Notsectio entsprechend rasch durchgeführt?
– Wurde leitliniengerecht gehandelt?

8.5 Präeklampsie und Eklampsie (Hypertensive Schwangerschaftserkrankung) — 113

- Waren alle erforderlichen Personen anwesend?
- War die Kommunikation unter den Teilnehmern klar und direkt?
- Gab es einen erkennbaren Team-Leader?

Tab. 8.6: Debriefingliste (grobe Bewertung der Umsetzung in „sehr gut" – „befriedigend" – „mangelhaft").

	Hebamme	Assistentin	Oberarzt	Anästhesist	Neonatologe
Kommunikation					
Teamfähigkeit					
Situationsbewusstsein					
rechtzeitige Diagnose					
Therapie-Management					

Weitere Szenarienvarianten:
- 30-jährige II/I in 37+6 SSW stellt sich vor mit Übelkeit und Erbrechen und latenten Oberbauchbeschwerden sowie Wehen und MM-Eröffnung von vier Zentimetern, rascher Geburtsfortschritt → Syntho, VE bei path. CTG
- 27-jährige II/0 in 28+5 SSW; Nikotinabusus kommt mit Kopfschmerzen und erhöhten Blutdruckwerten bis 200/115 bei unreifem MM-Befund, IUGR Fet, path. Doppler und Thrombozytopenie → Magnesium, RR-Stabilisation mit Urapidil-Perfusor, RDS-Beginn, → dann Notsectio bei vorzeitiger Plazentalösung
- 35-jährige III/III 40+3 SSW nach raschem SPP ohne intravenösen Zugang, eklamptischer Anfall unmittelbar postpartal

Christoph Scholz
8.6 Schulterdystokie

8.6.1 Lernziele

> – Die Kursteilnehmer beherrschen den hausinternen Algorithmus.
> – Die Teilnehmer können ein McRoberts-Manöver als koordinierte Bewegung zwischen maximaler Hängelage und maximaler Flexion ausführen.
> – Die Teilnehmer begreifen den Blick zur Uhr und das klare Aussprechen der Diagnose als obligaten Start einer koordinierten Teamaktion.
> – Die Teilnehmer üben die Fertigkeiten der selten gebrauchten Handgriffe zur Armlösung wie zum Beispiel Woods- und Rubin-Manöver.

8.6.2 Einführung

Das Zurückbleiben der Schulter nach Geburt des Kopfes tritt in 0,2 bis drei Prozent aller Geburten auf. Eine Schulterdystokie ist eine klinische Diagnose, für die konsentierte objektive Kriterien wie eine maximale Zeit nach Geburt des Kopfes fehlen. Ein klinisches Zeichen ist der auf den Damm aufgepresste Kopf (Turtle-Phänomen).

Das Ziel der Therapie ist ein Lösen der hängenden Schulter bei gleichzeitigem Vermeiden von Traktion am Plexus brachialis. Eine Schulterdystokie ist ein zeitkritischer Notfall, währenddessen die Versorgung des Kindes nicht gewährleistet ist. Prinzipielle Risiken sind daher sowohl lokale Traumafolgen wie vorübergehende Schädigungen des Plexus brachialis (drei bis 17 Prozent), Claviculafrakturen (zwei bis zehn Prozent), bleibende Schädigungen des Plexus brachialis (0,5 bis 1,6 Prozent) sowie hypoxische Hirnschäden (0,3 Prozent) [15].

Typische Fehler:
- Diagnose wird nicht ausgesprochen aus Angst vor Verunsicherung der Gebärenden (auch ein im **gesamten** Team bekannter Code ist akzeptabel; „Wir turnen jetzt ein bißchen ...")
- Es erfolgt kein Blick zur Uhr. Dadurch ist keine Synchronisation mit hinzutretenden Teammitgliedern möglich, sodass man zu schnell zu komplizierten Manövern (Woods, Rubin) ohne ruhiges und effektives Anwenden von Basismaßnahmen (McRoberts, suprasymph. Druck) übergeht.
- unkoordiniertes und zu schnelles McRoberts-Manöver, da keiner klar den Rhythmus vorgibt
- Die Beine werden nicht bis in die Hängelage geführt.
- keine Information an Kinderärzte und Anästhesie

8.6 Schulterdystokie

Pathophysiologie:
Beim Tiefertreten des kindlichen Kopfes kann es zu einem Zurückbleiben der vorderen Schulter hinter der Symphyse (häufig) oder der hinteren Schulter am Promotorium (seltener) kommen. Bei Geburt des Kopfes ohne unmittelbar nachfolgende Schulterentwicklung kann durch Zug am Kopf bzw. uterinen Druck eine Schädigung des Kindes durch lokales Trauma erfolgen. Es besteht während der Schulterentwicklung eine akute Hypoxiegefahr für das Kind.

Typische Konstellationen im Rahmen der Simulation bei Schulterdystokie:
Risikofaktoren für eine Schulterdystokie sind:
- Mehrgebährende
- Diabets mellitus (auch ohne fetale Makrosomie)
- exzessive Gewichtszunahme in der Schwangerschaft
- Adipositas
- lange Austreibungsperiode
- vaginale operative Entbindung
- vorhergehende Schulterdystokie

Die Mehrzahl der Schulterdystokien tritt außerhalb jedes Risikokollektivs auf. Bei der Szenarienerstellung sollte daher darauf geachtet werden, nicht zu viele bzw. keine Risikofaktoren in die Anamnese aufzunehmen.

Therapiekonzept:
1. Diagnose eindeutig aussprechen
2. Ruhe bewahren
3. Blick zur Uhr
4. Oxytocin aus
5. Wenn intravenöser Zugang: Partusistenbolus (drei Milliliter)
6. Querbett
7. Informationen an den Facharzt bzw. Oberarzt und die zweite Hebamme
8. 3 × McRoberts, kombiniert mit suprasymphysärem Druck (zwei Personen nehmen je ein Bein der Patientin, strecken bis zur sogenannten Walcher Hängelage und beugen dann gleichzeitig maximal in der Hüfte, eine weitere Person appliziert suprasymphysären Druck)
9. Falls frustran: Information an Anästhesie und Kinderarzt über schnellstmöglichen Weg (beispielsweise über Notsectioknopf)
10. Bis die Anästhesie anwesend ist: gegebenenfalls Gaskin-Manöver
11. Falls frustran: falls noch nicht erfolgt, intravenöser Zugang und Narkoseeinleitung
12. Anlage/Erweiterung Episiotomie
13. Achselzug
14. Lösung des hinteren Armes
15. Woods- und/oder Rubin-Manöver

8.6.3 Erstellung des Szenarios

Vorbereitung:
Ein Schulterdystokietraining gehört zum Basistraining und kann mit allen gängigen Beckenmodellen dargestellt werden. Das praktische Üben eines koordinierten McRoberts-Manövers zusammen mit suprasyphysärem Druck bedarf eines Mannequins mit beweglichen Beinen.

Personelle Ressourcen:
- ausgebildeter Simulationstrainer
- Wenn nur Skills-Training absolviert werden soll:
  - zwei Hebammen
  - mindestens ein ärztlicher Geburtshelfer
- Wenn zusätzlich für CRM-Aspekte trainiert werden soll:
  - zwei Hebammen
  - zwei ärztliche Geburtshelfer
  - Anästhesie
  - Kinderärzte

Schriftliche Unterlagen/Dokumente:
Hier gelten die hausinternen Schulterdystokie-Standards.

Fallbeschreibung:
36-jährige (2G/1P) ET+1, Z.n. VE vor drei Jahren, hatte sich mit vorzeitigem Blasensprung vorgestellt. Der Muttermund ist nun seit 60 Minuten vollständig eröffnet. Die betreuende Hebamme ruft die diensthabende Kreißsaalärztin zur unmittelbar bevorstehenden Geburt des Kopfes.

8.6.4 Szenarienablauf

Szene 1
Die Geburt des Kopfes ist problemlos. Die erste Phase beschäftigt sich mit der rechtzeitigen (im Training oft zu schnellen) Indikationsstellung und dem darauf folgenden synchronen Beginn des einrichtungsinternen Schulterdystokie-Standards.

Szene 2
Spätestens nach nicht erfolgreichem McRoberts-Manöver erfolgt eine schnellstmögliche Hinzuziehung von Kinderärzten und Anästhesie sowie eine Überleitung zu den invasiven Maßnahmen der Armlösung, die unter Narkose durchgeführt werden sollten.

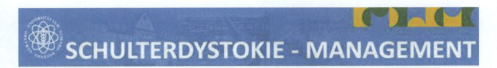

SCHULTERDYSTOKIE – MANAGEMENT

Standard Universitätsfrauenklinik Ulm

1. Diagnose eindeutig aussprechen/Ruhe bewahren/Blick zur Uhr/ Oxytocin aus/ggf. Partusistenbolus (3 ml)

2. Querbett

3. Info Facharzt/Oberarzt und zweite Hebamme

4. 3x McRoberts
kombiniert mit suprasymphysärem Druck
Korrekt durchführen!
(Zwei Personen nehmen je ein Bein der Patientin, strecken bis zur sog. Walcher-Hängelage und beugen dann gleichzeitig maximal in der Hüfte)

5. Falls frustran:
Info Anästhesie und Kinderarzt über Notsectioknopf

6. Bis Anästhesie anwesend: GASKIN-Manöver

7. Falls frustran: intravenöser Zugang und **Narkoseeinleitung**

8. Anlage/Erweiterung Episiotomie

9. Lösung des hinteren Armes

10. Woods- und/oder Rubin-Manöver

11. **Ultima ratio:**

    Symphysiotomie
    (DK legen, mit der linken Hand DK zur Seite drängen und mit dem Skalpell knorpeligen Anteil der Symphyse inzidieren)

    Abdominal-Rescue
    (Sectio – Lösen der vorderen Schulter von abdominal, anschließend Entwicklung des Kindes vaginal)

    Zavanelli-Manöver
    (Sectio, Zurückschieben des Kindes und abdominale Kindsentwicklung)

12. **Exakte Dokumentation aller Beteiligten mit Unterschrift**

Suprasymphysärer Druck:
mit der Hand/Faust wird suprasymphysär Druck nach einer Seite ausgeübt, um die vordere Schulter zu lösen

Gaskin-Manöver:
unteres Bettteil wird zügig wieder angeschoben, je ein Geburtshelfer unterstützt die Patientin jeweils am Oberarm und zieht sie nach vorne in den 4-Füßlerstand
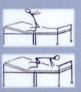

Lösung des hinteren Armes:
Eingehen mit der linken Hand bei I. SL/rechten Hand bei II. SL über den fetalen Thorax – Druck auf den Oberarm, sodass der Unterarm nach vor luxiert – dieser wird gefasst und geboren, danach sollte sich die vordere Schulter lösen

Woods-Manöver
Eingehen mit der Hand vom Rücken her und Druck der Schulter auf eine Seite

Rubin-Manöver
Eingehen mit der Hand von abdominal und Druck der Schulter auf eine Seite

Abb. 8.2: Schulterdystokie-Management am Universitätsklinikum Ulm.

Tabelle 8.7: Szenarienskript Schulterdystokie.

	Szene 1	Szene 2	Szene 3	Szene 4
Situation	physiologischer Durchtritt des Kopfes	Ausbleiben der Schulter, Information, Synchronisation und erste Manöver	McRoberts-Manöver als zentrale Maßnahme	Übergang zur internen Manövern nach Information an Anästhesie

8.6.5 Nachbesprechung (Debriefing)

Die Nachbesprechung sollte klar zwischen den handwerklichen Fertigkeiten der einzelnen Manöver und der Team-Leistung trennen. Oftmals erweckt die korrekte Durchführung zum Beispiel einer Schulterlösung nach Woods ein größeres Interesse bei den Teilnehmern als die koordinierte Durchführung eines McRoberts-Manövers. Im Debriefing gilt es den Fokus zumindest gleichwertig auch auf die Teamleistung sowie auf das Timing der einzelnen Handlungen zu legen. Oftmals ist die Rolle der Anästhesie fragwürdig und eine Narkose wird automatisch mit der Durchführung einer Notsectio verknüpft. Die Rolle einer optimalen Relaxation zur vaginalen Lösung einer Schulterdystokie sollte thematisiert werden.

Michael Schroth, Juliane Schramm

8.7 Neonatale Erstversorgung

8.7.1 Klinische Beurteilung des Neugeborenen

Zur Beurteilung des Neugeborenen eignet sich der Apgar-Score [20]. Er beinhaltet Atmung, Herzfrequenz, Muskeltonus, Hautkolorit und Reflexe und ermöglicht eine standardisierte Beschreibung des postnatalen Zustands. Die wiederholte Erhebung nach fünf und zehn Lebensminuten gibt Aufschluss über die postnatale Adaptation und die Effizienz der eingeleiteten Maßnahmen. Der wichtigste Parameter zur Erkennung eines postnatalen Interventionsbedarfs ist die Herzfrequenz.

8.7.2 Atemwege öffnen und Stimulation

Wegen der Gefahr der Hypothermie sollte das Neugeborene zügig abgetrocknet und in warme Tücher gewickelt werden. Ist die Spontanatmung nicht ausreichend, sollte darauf geachtet werden, dass der Kopf in Neutralposition („Schnüffelstellung") gelagert wird, da eine Reklination und Inklination leicht zur Verlegung der Atemwege führen. Ein zwei bis drei Zentimeter dickes Tuch unter den Schultern kann für die korrekte Lagerung hilfreich sein. Das Zurückfallen der Zunge kann durch leichtes Anheben des Kinnes und Vorziehen des Unterkiefers verhindert werden.

Der Atemantrieb wird durch Reiben an den Fußsohlen, paravertebral oder an der seitlichen Thoraxwand stimuliert. Ein oro-nasales Absaugen ist nur indiziert, wenn die Atemwege durch zähen Schleim, Blutkoagel oder ähnlichen verlegt sind. Mit einem 10–12-French-Absaugkatheter sollten Sekrete zunächst aus dem Mund- und Rachenraum, dann aus der Nase entfernt werden, wobei ein zu aggressives Absaugen aufgrund der reflektorischen Bradykardie oder Apnoe vermieden werden sollte [21].

8.7.3 Initiale Belüftung der Lunge und Maskenventilation

Bei insuffizienten Spontanatmung werden initial fünf Beatmungshübe mit verlängerter Inspirationszeit (zwei bis drei Sekunden) zur Entfaltung der Lunge (sogenanntes alveoläres Recruitment) verabreicht [22]. Bei inadäquater Thoraxexkursion und fehlendem Anstieg der Herzfrequenz muss die Interventionstechnik überprüft werden, da ein Maskenleck oder eine Atemwegsverlegung durch falsche Kopflagerung eine effektive Ventilation verhindern [23]. Für die Beatmung von Neugeborenen eignen sich weiche, runde Masken der Größe null bis eins, welche den kindlichen Mund und Nase umschließen, ohne über das Kinn hinauszuragen oder zur Kompression der Augen zu führen.

8.7.4 Raumluft oder Sauerstoff?

Da hohe Sauerstoffkonzentrationen zur Entstehung freier Radikale und oxidativem Stress führen und dadurch möglicherweise den Reperfusionsschaden aggravieren, wurde in den letzten Jahren der unbedenkliche Einsatz hoher Sauerstoffkonzentrationen im Rahmen der Neugeborenenreanimation diskutiert [24]. Gemäß der Leitlinien wird empfohlen, die Beatmung eines Neugeborenen mit Raumluft zu beginnen und höhere Sauerstoffkonzentrationen bei fehlender Stabilisierung der Oxygenierung zu verwenden [25]. Die Supplementation höhere Sauerstoffkonzentrationen sollte pulsoxymetrisch (Ziel 90–95 Prozent) überwacht werden.

8.7.5 Intubation

In manchen Situation der Neugeborenenreanimation wie unzureichender Maskenbeatmung, Durchführung einer Herzdruckmassage oder speziellen Fehlbildungen wie beispielsweise kongenitale Zwerchfellhernie, Bauchwanddefekte oder Atresien im Gastrointestinaltrakt ist eine endotracheale Intubation sinnvoll. Die Tubustiefe und -lage müssen dabei unter Sicht verifiziert werden. Eine seitengleiche Thoraxexkursion, eine symmetrische Belüftung und der sofortige Anstieg der Herzfrequenz belegen eine erfolgreiche Intubation und adäquate Beatmung [26]. Um bei fehlendem Anstieg der Herzfrequenz eine Fehlintubation auszuschließen, eignen sich die laryngoskopische Kontrolle und eine exspiratorische CO_2-Messung [27]. Desweiteren sollte an Komplikationen wie beispielsweise einen Pneumothorax gedacht werden (s. DOPES-Akronym).

8.7.6 Herzdruckmassage

Da die persistierende Bradykardie in der Postnatalperiode nahezu immer Ausdruck einer inadäquaten Beatmung ist, muss unbedingt eine effektive Ventilation der Lunge sichergestellt werden, bevor mit der Herzdruckmassage begonnen wird [25]. Wenn sich trotz suffizienter Atemunterstützung über 30 Sekunden die kardiale Auswurfleistung (Herzfrequenz < 60/min) nicht verbessert, muss mit einer Herzdruckmassage begonnen werden. Da bei der Zwei-Daumen-Methode (Zangengriff) ein höhere systolischer Spitzendruck und Perfusionsdruck in den Koronarien erreicht werden, ist diese Technik der Zwei-Finger-Methode überlegen und sollte bevorzugt angewandt werden [8]. Hierbei umgreifen die Hände den kindlichen Thorax und die Daumen werden nebeneinander auf dem Druckpunkt im unteren Sternumdrittel direkt unterhalb einer Verbindungslinie der Mamillen platziert [29]. Um eine suffiziente kardiale Auswurfleistung zur erreichen, sollte das Sternum um ein Drittel des anterior-posterioren Thoraxdurchmessers komprimiert und zwischen den einzelnen Kompressionen komplett entlastet werden [30]. In der Postnatalperiode wird ein Kompressions-Ventilationsverhältnis von drei zu eins empfohlen [31]. Mit einer Frequenz von 120 Aktionen pro Minute folgt nach drei Thoraxkompressionen ein Atemhub. Alle 30 Sekunden sollte die Herzaktion reevaluiert und die unterstützenden Maßnahmen fortgesetzt werden, bis die Herzfrequenz auf > 60/min ansteigt.

8.7.7 Gefäßzugänge

Eine Adrenalingabe ist bei Asystolie oder persistierender Bradykardie < 60/min trotz suffizienter Reanimationsmaßnahmen über einen Zeitraum von 30 Sekunden indiziert [15]. Geeignete Zugangswege während der Neugeborenen-Reanimation, über welche alle Medikamente/Infusionslösungen appliziert werden können, sind ein Nabelvenenkatheter und ein intraossärer Zugang. Für die intraossäre Punktion ist der anatomische Bezugspunkt das anteriomediale Plateau der proximalen Tibia, welches sich zirka zwei bis drei Zentimeter distal und medial der Tuberositas tibiae befindet. Die Nadel wird im 90°-Winkel an der Punktionsstelle angesetzt, durch die Haut gestochen und unter drehenden Bewegungen oder mittels Bohrer in der Tibia positioniert. Bei Durchtritt der Compacta und Eindringen des Nadel in den Markraum ist ein Widerstandsverlust spürbar. Häufig ist trotz korrekter Lage kein Aspirieren von Blut möglich. Zur Lagekontrolle dienen der sehr feste Sitz der Nadel sowie das problemlose Freispülen des Markraums mit drei bis zehn Millilitern isotoner Kochsalzlösung ohne Entstehung eines Paravasats.

8.7.8 Medikamente

Adrenalin:
Bei fehlendem Anstieg der Herzfrequenz trotz 30 Sekunden andauernder adäquater Beatmung und suffiziente Herzdruckmassage wird die Applikation von Adrenalin empfohlen. Die Adrenalingabe (10–30 µg/kg intravenös oder intraossär) sollte während der Reanimation alle drei bis fünf Minuten wiederholt werden. Im Rahmen der Reanimation ist eine endotracheale Gabe von Adrenalin obsolet.

Volumen:
Bei klinischen Zeichen eines Schockzustands (ausgeprägte Blässe, verlängerte Rekapillarisierungszeit) ist eine Volumengabe indiziert. Es sollten zehn bis 20 Milliliter pro Kilogram über fünf bis zehn Minuten intravenös/intraossär einer isotonen, kristalloiden Lösung (NaCl 0,9 Prozent oder Ringer-Lösung) verabreicht werden. Glukoselösungen eignen sich nicht zur Volumensubstitution. Bei persistierender Schocksymptomatik ist eine repetitive Gabe sinnvoll. Im Falle einer schweren neonatalen Anämie beispielsweise im Rahmen einer vorzeitigen Plazentalösung oder eines fetomaternalen Transfusionssyndroms sollte die Transfusion eines Erythrozytenkonzentrats erwogen werden.

8.7.9 Erstellung des Szenarios

Fallbeschreibung:
- 35-jährige, IIIG IP, 41+6 SSW, beginnende Wehentätigkeit bei einer Muttermundsweite von drei Zentimetern
- Ultraschallbefund: Schädellage, Schätzgewicht 3 900 g, Fruchtwasser Oligohydramnion, Plazenta Vorderwand.

8.7.10 Szenarienablauf

Szene 1
Unauffällige CTG-Ko bei beginnender Wehentätigkeit. Hebamme: Vorzeitiger Blasensprung mit Abgang von wenig grün-gelbem Fruchtwasser. Es treten variable Dezelerationen auf. Hebamme informiert Assistenzarzt.

Szene 2
Mit Eintreffen des Assistenzarztes komt es zur fetalen Bradykardie. Es folgen Bolustokolyse und Information des Oberarztes. Untersuchung durch Oberarzt – MM vollständig Kind am Beckenboden. Spontangeburt nach zwei Presswehen

Szene 3
Kind persistierende Bradykardie. Information an die Neonatologie (Wegen Notfall auf der Intensivstaion – Eintreffen erst in drei Minuten möglich). Beginn der Herzdruckmassage und Reanimation durch die Geburtshelfer.

Szene 4
Weitere Versorgung mit Intubation durch das neonatologische Team.

Tab. 8.8: Szenarienskript Kindliche Erstversorgung.

	Szene 1	Szene 2	Szene 3	Szene 4
Situation	Aufnahme im KRS	Spontangeburt	Erstversorgung durch Geburtshelfer	Übernahme durch das neonatologische Team
Mutter	normales Gespräch	Mitteilung Diagnose	Beruhigung der Mutter	kurze Information über den Zustand des Kindes
Kind	variable Dezelerationen	Bradykardie	persistierende Bradykardie	Herstellung der Transportfähigkeit

8.7.11 Nachbesprechung (Debriefing)

Der Beginn erfolgt nach dem Standardschema der Nachbesprechung.

Additive Punkte der Nachbesprechung:
- War die Diagnose „schwer deprimiertes Neugeborenes" für alle im Raum anwesenden Personen klar kommuniziert?
- Wer hatte ab dem Zeitpunkt der Diagnosestellung „persistierende Bradykardie" das Kommando?
- Wann erfolgte die Alarmierung des neonatologischen Teams?
- War eine strukturierte Einteilung bzw. ein Ablauf gegeben?
- Wurden alle therapeutischen Optionen ausgeführt (Herzdruckmassage, Maskenventilation)?
- Wie erfolgte in der Situation die Kommunikation mit der?

Literatur

[1] Centre for Maternal and Child Enquiries. Saving Mothers Lives: Reviewing maternal death to make motherhood safer, 2006–2008. The Eighth Report in Confidential Enquiries into Maternal Deaths in the United Kongtom. BJOG 2011; 118 Suppl 1: 1–203.

[2] Fitzpatrick K et al. Incidence, risk factors, management and outcomes of amniotic-fluid embolism: a population-based cohort and nested casecontrol study. BJOG 2015.

[3] Jeejeebhoy FM et al. On behalf of the American Heart Association Emergency Cardiovascular Care Committee, Council on Cardiopulmonary, Critical Care, Perioperative and Resuscitation, Council on Cardiovascular Diseases in the Young, and Council on Clinical Cardiology. Cardiac arrest in pregnancy: a scientific statement from the American Heart Association. Circulation 2015; 132: 1747–1773.

[4] Lavonas EJ et al. Part 10: Special circumstances of resuscitation: American Heart Association Guidelines Update for Cardiopulmonary Resuscitation and Emergency Cardiovascular Care. Circulation 2015; 132 (suppl 2): S. 501–S518

[5] Lipman S et al. The Society for Obstetric Anesthesia and Perinatology consensus statement on the management of cardiac arrest in pregnancy. Anesth Analg 2014; 118: 1003–1016

[6] Potts M, Prata N, Sahin-Hodoglugil NN. Maternal mortality: one death every 7 min. The Lancet 2010; 375: 1762–1763

[7] Rath WH, Hofer S, Sinicina I. Amniotic fluid embolism: an interdisciplinary challenge - epidemiology, diagnosis and treatment. Dtsch Arztebl Int 2014; 111 (8): 162–32.

[8] Siassakos D et al. The active components of effective training in obstetric emergencies. BJOG 2009; 116: 1028–1032

[9] Soar J, Callaway CW, Aibiki M et al. Part 4: advanced life support: International Consensus on Cardiopulmonary Resuscitation and Emergency Cardiovascular Care Science WithTreatment Recommendations Resucitation, 2015; Oct; 95: 100-47

[10] Truhlář A, Deakin CD, Soar J et al. Kreislaufstillstand in besonderen Situationen – Kapitel 4 der Leitlinien zur Reanimation des European Resuscitation Council. Notfall Rettungsmed 2015; 18: 833–903

[11] Centre for Maternal and Child Enquiries. Saving Mothers Lives: Reviewing maternal death to make motherhood safer: 2006-2008. The Eighth Report in Confidential Enquiries into Maternal Deaths in the United Kongtom. BJOG 2011; 118, Suppl 1: 1–203.
[12] AWMF-Leitlinie der DGGG 015/063.
[13] Leitlinien DGGG.
[14] Sibai B et al. Feb 2005, Duley L. 2009.
[15] Hoffman MK, Bailit JL, et al. A comparison of obstetric maneuvers for the acute management of shoulder dystocia. Obstet Gynecol. 2011 Jun; 117 (6): 1272–8.
[16] Murphy DJ, MacKenzie IZ. The mortality and morbidity associated with umbilical cord prolapse. Br J Obstet Gynaecol 1995; 102: 826–30.
[17] Lin MG. Umbilical cord prolapse. Obstet Gynecol Surv 2006; 61: 269–77.
[18] Panter KR, Hannah ME. Umbilical cord prolapse: so far so good? Lancet 1996; 347: 74.
[19] Agrawal SK et al. Intrapartum computerized fetal heart rate parameters and metabolic acidosis at birth. Obstet Gynecol 2003; 102: 731–738.
[20] Apgar V. A proposal for a new method of evaluation of the newborn infant. Curr Res Anesth Analg. 1953 Jul–Aug; 32 (4): 260–7.
[21] Cordero L Jr, Hon EH. Neonatal bradycardia following nasopharyngeal stimulation. J Pediatr. 1971 Mar; 78 (3): 441–7.
[22] Vyas H et al. Physiologic responses to prolonged and slow-rise inflation in the resuscitation of the asphyxiated newborn infant. J Pediatr. 1981 Oct; 99 (4): 635–9.
[23] Schmölzer GM et al. Airway obstruction and gas leak during mask ventilation of preterm infants in the delivery room. Arch Dis Child Fetal Neonatal Ed. 2011 Jul; 96 (4): F254–7.
[24] Davis PG et al. Resuscitation of newborn infants with 100 % oxygen or air: a systematic review and meta-analysis. Lancet. 2004 Oct 9–15; 364 (9442): 1329–33.
[25] Wyllie J et al. European Resuscitation Council Guidelines for Resuscitation 2015: Section 7. Resuscitation and support of transition of babies at birth. Resuscitation. 2015 Oct; 95: 249–63.
[26] Palme-Kilander C, Tunell R. Pulmonary gas exchange during facemask ventilation immediately after birth. Arch Dis Child. 1993 Jan; 68 (1 Spec No): 11–6.
[27] Repetto JE et al. Use of capnography in the delivery room for assessment of endotracheal tube placement. J Perinatol. 2001 Jul–Aug; 21 (5): 284–7.
[28] Christman C et al. The two-thumb is superior to the two-finger method for administering chest compressions in a manikin model of neonatal resuscitation. Arch Dis Child Fetal Neonatal Ed. 2011 Mar; 96 (2): F99–F101.
[29] You Y. Optimum location for chest compressions during two-rescuer infant cardiopulmonary resuscitation. Resuscitation. 2009 Dec; 80 (12): 1378–81.
[30] Meyer A et al. Evaluation of the Neonatal Resuscitation Program's recommended chest compression depth using computerized tomography imaging. Resuscitation. 2010 May; 81 (5): 544–8.
[31] Hemway RJ, Christman C, Perlman J. The 3:1 is superior to a 15:2 ratio in a newborn manikin model in terms of quality of chest compressions and number of ventilations. Arch Dis Child Fetal Neonatal Ed. 2013 Jan; 98 (1): F42–5.

Glossar

Debriefing/Nachbesprechung: Die Nachbesprechung eines Szenarios mit Reflexion des Ablaufes durch die Teilnehmer ist der zentrale Bestandteil jeden Simulationstrainings. Es bedarf klinischer Erfahrung sowie erwachsenenpädagogischer Ausbildung und Geschick, um eine sinnvolle Nachbesprechung zu leiten. Schlechtes Debriefing kann ungeheuren Schaden anrichten.

Hybridsimulation: Unter Hybridtechnik versteht man eine Technik, bei der zwei unterschiedliche Systeme kombiniert werden (*hybrida* = Mischling). In der Simulation bedeutet dies, dass die Patientensimulation zwischen Schauspielern und Simulatoren wechselt. So kann der Beginn eines Szenarios von Schauspielern (Anamneseerhebung, Geburtsbeginn) dargestellt werden, für die folgende Intubation und Notsectio kommt schließlichein Simulator zum Einsatz.

Instruktoren: Instruktoren sind verantwortlich für die Planung und Durchführung des Trainings. Sie organisieren in die erforderlichen personellen und räumlichen Ressourcen. Ihre Hauptaufgabe ist die Leitung einer zielführenden Nachbesprechung (Debriefing). Eine spezfische Instruktorenausbilung ist notwendig.

Teamarbeit: Jede Berufsgruppe muss ihre spezifische Aufgabe natürlich eigenständig umsetzen, durch eine effektive Kommunikation und professionelle Zusammenarbeit kann jedoch das gemeinsame Ziel zuverlässiger erreicht werden. Ist die Kommunikation insuffizient, verfolgt jeder seine eigenen Therapievorstellungen, was einer patientengerechten Therapie mehr schaden als nützen kann. In einem effektiven Team macht der einzelne Teilnehmer weniger Fehler, die sich negativ auf den Therapierfolg auswirken, da ein möglicher Fehler vom Team aufgefangen werden kann. Klare Vorgaben (SOPs) erleichtern die Zusammenarbeit und ermöglichen dem Team, sich auf die wesentlichen Zielpunkte zu konzentrieren.

Teamtraining: Nicht jedes Teamtraining führt automatisch zu einer Verbesserung der Zusammenarbeit. Bei ungünstigen Trainingsbedingungen ist sogar eine Verschlechterung der medizinischen Betreuung möglich.
  Idealvoraussetzungen für ein effektives Teamtraining:
- Das Training findet in der eigenen Klinik statt.
- Es sind alle Mitarbeiter (100 Prozent) eingebunden.
- Das Training findet regelmäßig (mindestens einmal pro Jahr) statt.
- Ergebnisse werde in die klinische Arbeit eingebracht.

Führungsrolle (*leadership*), Zuständigkeit: Bei größerer fachlicher Kompetenz zum Beispiel als Oberärztin/Oberarzt ist es wichtig, der damit verbundenen Führungsrolle gerecht zu werden. Klare Anweisungen und ein klares Vorgeben der Marschrichtung gehört ebenso dazu wie ein klar kommunizierter Plan zur Lösung eines Problems. Es erfolgen klare Vorgaben, an welchem Ort durch wen eine Patientin weiterbetreut wird. Teamleader bleiben beim Team auch in Transferzeiten. Kommt eine Patientin beispielsweise in den Operationssaal, wird sie umgelagert und es wird mitgeteilt, wer welche Aufgabe übernehmen wird. Es muss erneut eindeutig zugeteilt werden, wer für welche Tätigkeit zuständig ist. Wird die Führungsrolle weiter- oder abgegeben, so muss dies dem gesamten Team mitgeteilt werden. Die Teamleitung respektiert die Erfahrung und Expertise der Teammitglieder, ist aufmerksam an der Diskussion beteiligt und jederzeit offen für konstruktive Kritik.

Simulation: Der Begriff Simulation steht in der Medizin für eine authentische Darstellung von klinischen Situationen. Die Darstellung der klinischen Abläufe kann durch Schauspieler oder Simulatoren erfolgen. Als Raum kann ein reale, voll ausgestattete Intensivstation wie ein Kreißsaal vor Ort oder ein Besprechungsraum mit geringen Möglichkeiten dienen. Die Darstellung der klinischen Problemsituationen wie Blutung, Herz-Kreislaufstillstand oder einer Geburt kann durch eine komplexe PC-gesteuerte komplexe high-fidelity-Simulation erfolgen oder mit einfachen Hilfsmethoden. Das Ziel der Simulation ist die Verbesserung des Managements in klinischen Notsituationen, dies kann mit beiden Methoden erreicht werden.

Situationsbewusstsein: In hektischen, ständig wechselnden Notfallsituationen einen „kühlen Kopf" zu bewahren, ist eine wichtige Voraussetzung für ein erfolgreiches Notfall-Management. Die aktuelle Situation muss richtig eingeschätzt werden. Wenn die aktuelle Situation nicht zuverlässig beurteilt worden ist, dann besteht die Gefahr, dass durch unüberlegtes hektisches Handeln die falschen Therapieschritte eingeleitet werden. Es kommt zu einem „Tunnelblick", sodass eventuell entscheidende Hinweiszeichen für ein optimales Management nicht mehr erkennbar sind. Eine koordinierte gemeinsame Entscheidungsfindung im Team ist dann nicht mehr möglich ist. Stresssituationen prädisponieren nun für ein unüberlegtes Handeln. Eine unnötige Notsectio kann die Situation durchaus verschlimmern, da es unnötige personelle Ressourcen abgezogen werden, die an anderer Stelle dringend benötigt worden wären. Auch ein fachlich hervorragendes Team kann aufgrund eines unzureichenden Situationsbewusstseins schwerwiegende Fehlentscheidungen treffen.
Diese Situationen regelmäßig im Training zu verbessern, ist eines der wesentlichen eines Simulationstrainings.

Szenarien: Ein Szenario ist ein konstruiertes Modell, um Zusammenhänge von realitätsnahen klinischen Abläufen in Ruhe studieren zu können.

Teilnehmer/hot seat: Der Begriff Teilnehmer bezeichnet eine Person, die aktiv in den Ablauf eines Szenarios eingebunden ist. Für die jeweiligen Funktionen im Szenario wird auch der Begriff *hot seat* verwendet.

Zuseher: Die Einbindung von Zusehern erfolgt idealerweise über eine Videoübertragung in einen eigenen Raum. Der Platz und die Rolle der Zuseher muss exakt festgelegt werden, damit diese das Szenario und die Nachbesprechung nicht stören. Eine Verschwiegenheitserklärung aller Teilnehmer und Zuseher ist integraler Bestandteil jedes Trainings und sorgt für eine offene Kommunikation von sichtbarerfolgten Fehlleistungen.

Simulatoren: Der Begriff Simulator wird in der Regel für künstliche Patienten verwendet. Es kann sich dabei um sogenannte High-Fidelity-Simulatoren handeln. Gelegentlich werden auch einfache Phantome als Simulator bezeichnet.

Register

A
Anästhesie 57
Arbeitssystem 58, 59
Asphyxie, fetale 39
Audio-Video-Debriefing 48
Austausch, fachübergreifender 37

B
Beckenendlage 98
Blasensprung, vorzeitiger 98
Blutung, postpartale 39
Blutverlust 108
Bradykardie, fetale 85

C
Checklisten 37, 38
Claudiana Simulation Center(CSC) 37
Crew Ressource Management (CRM) 7
Crisis Ressource Management Prinzipien 47

D
DACH-Algorithmus 104
Debriefing 40, 42, 74, 78
Der menschliche Faktor 31
Difficult Airway Management 61

E
Eklampsie 39
Entscheidungsfindung 27, 34
ERC-Guidelines 47
Erfolgsfaktoren 43
Erstversorgung, neonatale 47
Erwachsenenbildung 48
European Resuscitation Council 49

F
Fähigkeiten, nicht technische 31, 32
Fehler 73
Forschungsarbeit 43
Fruchtwasserembolie 1
Frühgeburt 39
Führungsarbeit (Leadership) 34

G
Geburtsszenario 71
Grundhaltung, nicht-strafende 30

H
Handeln, situationsgerechtes 65
HerView
– Debriefing, patientinnenzentriertes 55
High-Fidelity-Simulationstraining 47, 51, 68
High Reliability Organisation 31
Human Factor 31
Human Simulation Center des Klinikums der Univ. München(LMU) 40
Hybridsimulation 53
Hyperfibrinolyse 103

I
In-Situ-Simulation 74
Interprofessionalität 64

K
Kosten 75
Kreißsaaltraining 76

L
Leadership 34
Lehre, studentische 68
Lernziele 64
Low-fidelity Simulator 53

M
Madame du Coudray 1
Magnesium 112
Mannikin 53
Mutterpass 65

N
Nabelschnurvorfall 39
Nachbesprechung 42, 72
Nachhaltigkeit 76
Nationalen Kompetenzbasierten Lernzielkatalog (NKLM) für Studierende der Medizin 2
Neonatologie 48
Neugeborene 47
– asphyktische 50
Neugeborenenreanimationstraining 48
Neugeborenenversorgung 65
Non-Technical Skills 2, 32, 40
Notfallmanagement 78
Notfallreminder 38
Notsectio 58

O
Organisation 40

P
Patientensicherheit 37, 42
Periduralanästhesie 60
Placenta percreta 104
Plan-Do-Check-Act 60
Polyhydramnion 98
Präeklampsie 39, 112
Präklinik 63
Programmierung 40
Projekt „Sichere Kreißsäle" 37

Q
Qualitätsmanagement 31
Qualitätssicherung 40, 41, 52

R
Real-Life-Videodebriefing 52
Reanimation 47, 58, 89, 91
Rettungsdienstausbildung 63
Risikomanagement 40

S
Schulterdystokie 39
Sectio 86
Sicherheitskultur 28
simparteam 76
SIM-Training 41
Simulationskreißsaal 68, 74
Simulationspuppen 40
Simulationsszenarien 65
Simulationszentrum 63

Situationsbewusstsein (Situation Awareness) 33
Skills-Lab 53
Skills-Trainer 68
Skills-Training 57
Smellie, William 1
Standard operating procedures (SOP) 2, 38
Südtiroler Sanitätsbetrieb 37
Surface-Mode, siehe Oberflächen-Modus
Systemcheck 77
Szenarien 40
Szenario 72

T
Teamdynamiken 78
Teamkommunikation 59
Teamtraining 58
– interdisziplinäres 51
Teilnehmer, aktive („Hot Seats") 74
Thoraxkompression 92
Thromboembolie 91
To Err is Human 1
Training 57, 58
Train the Trainer Kurs 39
train together who work together 74

W
Wiederholungstraining 43
– zeitnahes 41

Z
Zertifizierung 78
Zielgruppe 63
Zusammenarbeit, interprofessionelle 67
Zwillinge 99